Christoph Herold

Fremskritt innen behandling av hudkreft
Oversikt over immunterapi, tumorvaksiner, persontilpassede tilnærminger og komplementære prosedyrer

Christoph Herold
Fremskritt innen behandling av hudkreft
Oversikt over immunterapi, tumorvaksiner, persontilpassede tilnærminger og komplementære prosedyrer

ISBN: 978-3-69035-900-9

Bestillingsnummer: 2039
Også tilgjengelig som e-bok
(978-3-69035-909-2)

Omslagsdesign: Kerstin Laube
Produksjon: Michaela Witt

Bremen Universitetsforlag, 2025.
Fahrenheitstr. 11
28359 Bremen
bup@bremenuniversitypress.com
www.bremenuniversitypress.com

Manuskriptet kan ikke brukes i sin helhet eller delvis uten skriftlig forhåndssamtykke fra forlaget.

Denne boken er trykket på miljøvennlig papir fra bærekraftig skogbruk for å spare ressurser og minimere miljøpåvirkningen. Ved å bruke resirkulerte materialer og FSC-sertifisert papir bidrar vi til å beskytte skogene og redusere vårt økologiske fotavtrykk.

Christoph Herold

Fremskritt innen behandling av hudkreft

Oversikt over immunterapi, tumorvaksiner, persontilpassede tilnærminger og komplementære prosedyrer

Oversikt

FORORD 12

KAPITTEL 2: GRUNNLEGGENDE OM HUDKREFT 18

KAPITTEL 3: DIAGNOSTISKE PROSEDYRER I MODERNE
HUDKREFTDIAGNOSTIKK 26

KAPITTEL 4: OVERSIKT OVER KLASSISKE TERAPEUTISKE
TILNÆRMINGER 33

KAPITTEL 5: NYE METODER FOR MEDIKAMENTELL
BEHANDLING 41

KAPITTEL 6: FREMSKRITT INNEN IMMUNTERAPI 49

KAPITTEL 7: MODERNE
STRÅLEBEHANDLINGSPROSEDYRER 92

KAPITTEL 8: INNOVATIVE KIRURGISKE TILTAK OG
MINIMALT INVASIVE TILTAK 109

KAPITTEL 9: ALTERNATIVE OG KOMPLEMENTÆRE
BEHANDLINGSMETODER 116

KAPITTEL 10: REHABILITERING OG ETTERBEHANDLING 122

KAPITTEL 11: FREMTIDSUTSIKTER FOR BEHANDLING AV
HUDKREFT 127

12. AVSLUTTENDE BEMERKNINGER 134

13. YTTERLIGERE BIBLIOGRAFI 136

Innholdsfortegnelse

FORORD 12

KAPITTEL 1:   INNLEDNING OG PROBLEMDEFINISJON 13
1.1   EPIDEMIOLOGISK UTVIKLING AV HUDKREFT PÅ VERDENSBASIS 13
1.2   ÅRSAKER TIL ØKNINGEN I FOREKOMST 14
1.3   DEN SOSIALE OG ØKONOMISKE BETYDNINGEN AV HUDKREFT 15

KAPITTEL 2:   GRUNNLEGGENDE OM HUDKREFT 18
2.1   ANATOMISKE OG FYSIOLOGISKE BASISKUNNSKAPER OM HUDEN 18
2.2   PATOFYSIOLOGI FOR UTVIKLING AV HUDKREFT 19
2.3   KLASSIFISERING AV HUDKREFTTYPER 20
   2.3.1   Basalcellekarsinom 20
   2.3.2   Plateepitelkarsinom 21
   2.3.3   Malignt melanom 21
   2.3.4   Sjelden hudkreft 21
2.4   GENETISKE PREDISPOSISJONER OG MOLEKYLÆRE MARKØRER 22
2.5   RISIKOFAKTORER OG FOREBYGGENDE TILTAK 22
2.6   BIBLIOGRAFI - KAPITTEL 2 23

KAPITTEL 3: DIAGNOSTISKE PROSEDYRER I MODERNE
HUDKREFTDIAGNOSTIKK 26

3.1   KLINISKE UNDERSØKELSESMETODER 26
3.2   BILDEDIAGNOSTISKE PROSEDYRER 27
   3.2.1   Dermatoskopi og videodermatoskopi 27
   3.2.2   Konfokal lasermikroskopi 28
   3.2.3   Optisk koherens-tomografi (OCT) 29
3.3   BIOPSITEKNIKKER OG HISTOPATOLOGISKE UNDERSØKELSER 29
3.4   MOLEKYLÆRDIAGNOSTIKK OG GENETISKE TESTPROSEDYRER 30
3.5   KUNSTIG INTELLIGENS I DIAGNOSTISERING AV HUDKREFT 31

KAPITTEL 4: OVERSIKT OVER KLASSISKE TERAPEUTISKE TILNÆRMINGER 33

4.1   KIRURGISKE BEHANDLINGSALTERNATIVER 33
 4.1.1 *Teknikker for eksisjon* *33*
 4.1.2 *Mohs-kirurgi* *34*
4.2   STRÅLEBEHANDLING 34
4.3   KJEMOTERAPI - INDIKASJONER OG BEGRENSNINGER 35
4.4   FOTODYNAMISK BEHANDLING 36
4.5   IMMUNTERAPI - INNLEDENDE SUKSESSER OG BEGRENSNINGER VED TRADISJONELLE METODER 37
4.6   BIBLIOGRAFI - KAPITTEL 3-4: DIAGNOSTISKE PROSEDYRER I MODERNE HUDKREFTDIAGNOSTIKK 38

KAPITTEL 5: NYE METODER FOR MEDIKAMENTELL BEHANDLING 41

5.1   IMMUNSJEKKPUNKTHEMMERE 41
 5.1.1 *PD-1- og PD-L1-hemmere* *41*
 5.1.2 *CTLA-4-hemmere* *42*
5.2   MÅLRETTEDE BEHANDLINGSFORMER 43
 5.2.1 *BRAF- og MEK-hemmere* *43*
 5.2.2 *KIT- og NRAS-hemmere* *44*
5.3   NEOANTIGENBASERTE TERAPIER 44
5.4   mRNA-BASERTE LEGEMIDLER 45
5.5   EPIGENETISKE BEHANDLINGSMETODER 46
5.6   BIBLIOGRAFI - KAPITTEL 5: NYE METODER FOR MEDIKAMENTELL BEHANDLING 47

KAPITTEL 6: FREMSKRITT INNEN IMMUNTERAPI 49

6.1   GRUNNLEGGENDE OM TUMORIMMUNOLOGI 49
 6.6.1. *Elimineringsfasen* *49*
 6.1.2. *Likevektsfasen* *50*
 6.1.3. *Fluktfasen* *50*
6.2   CAR-T-CELLETERAPI MOT HUDKREFT 52

6.2.1	Hvordan CAR-T-celleterapi fungerer	52
6.2.2	CAR-T-celleterapi mot hudkreft	53
6.2.3	Utfordringer og begrensninger	54
6.2.4	Studiesituasjon	55
6.2.5	Tabellarisk oversikt over de kliniske studiene	59
6.2.6	Perspektiver og fremtidsutsikter	61
6.3	TUMORVAKSINER - KONSEPTER OG KLINISKE RESULTATER	62
6.3.1	Kategorier av tumorvaksiner	63
6.3.2	Situasjonen for kliniske studier av tumorvaksiner mot hudkreft	64
6.3.3	Viktige aktuelle studier og utviklingstrekk	64
6.3.4	Resultater som bør vektlegges	65
6.3.5	Fremtidsutsikter	66
6.4	ONKOLYTISKE VIRUS I BEHANDLING AV HUDKREFT	66
6.4.1	Aktuell forskning	68
6.4.2	Tabellarisk oversikt: Onkolytiske virus i hudkreftbehandling	69
6.4	SJEKKPUNKTHEMMERE	70
6.4.1	Virkningsmekanisme	70
6.4.2	Indikasjoner	71
6.4.3	Klinisk effekt	71
6.4.4	Bivirkninger og håndtering	72
6.4.5	Perspektiver	72
6.5	ADOPTIV T-CELLEOVERFØRING	73
6.5.1	Grunnleggende og prinsipp	74
6.5.2	Studiesituasjon	74
6.5.3	Utsikter	75
6.5.4	Fremtiden	76
6.5.5	Tabellarisk oversikt: Kliniske studier på adoptiv T-celleoverføring for hudkreft	77
6.7	KOMBINERT IMMUNTERAPI OG MULTIMODAL BEHANDLING AV HUDKREFT	78
6.7.1	Eksempler	79
6.7.2	Utfordringene	80

6.7.3 Oversikt 81
6.8 BIVIRKNINGER OG HÅNDTERING AV IMMUNBASERTE
BEHANDLINGER 86
6.9 BIBLIOGRAFI - KAPITTEL 6: FREMSKRITT INNEN IMMUNTERAPI 90

KAPITTEL 7: MODERNE STRÅLEBEHANDLINGSPROSEDYRER 92

7.1 GRUNNLEGGENDE OM STRÅLEBEHANDLING AV HUDKREFT 92
7.2 STEREOTAKTISK STRÅLEBEHANDLING VED BEHANDLING AV
HUDKREFT 93
    7.2.1 Virkemåte 93
    7.2.2 Anvendelse i hudkreftbehandling 94
    7.2.3 Effektivitet 95
    7.2.4 Oversikt i tabellform 96
7.3 PARTIKKELTERAPI MOT HUDKREFT: PROTON- OG
TUNGIONBESTRÅLING 97
    7.3.1 Virkemåte 97
    7.3.2 Søknad 99
    7.3.3 Tabell: Sammenligning av foton-, proton- og
        tungionterapi for hudkreft 100
7.4 IMMUNOLOGISKE SYNERGIER I BEHANDLINGEN AV HUDKREFT 101
    7.4.1 Virkemåte 102
    7.4.2 Studier 103
    7.4.3 Utfordringene 104
    7.4.4 Tabell 105
7.5 BIVIRKNINGER AV MODERNE STRÅLEBEHANDLING 106
7.6 BIBLIOGRAFI - KAPITTEL 7: MODERNE
STRÅLEBEHANDLINGSPROSEDYRER 107

KAPITTEL 8: INNOVATIVE KIRURGISKE TILTAK OG MINIMALT INVASIVE TILTAK 109

8.1 VIDEREUTVIKLING AV KLASSISKE EKSISJONSPROSEDYRER 109
8.2 MOHS-KIRURGI OG DEN VIDERE UTVIKLINGEN 110
8.3 LASERBASERTE PROSESSER 111

9

8.4 KRYOKIRURGISKE PROSEDYRER 112
8.5 RADIOFREKVENS- OG ULTRALYDBASERTE METODER 113
8.6 BIBLIOGRAFI - KAPITTEL 8: INNOVATIVE KIRURGISKE TILTAK OG
MINIMALINVASIVE TILTAK 114

KAPITTEL 9: ALTERNATIVE OG KOMPLEMENTÆRE BEHANDLINGSMETODER 116

9.2 TRADISJONELL KINESISK MEDISIN (TCM) 117
9.3 HOMEOPATI OG DENS ROLLE I BEHANDLING AV HUDKREFT 119
9.4 BETYDNINGEN AV ERNÆRINGSMEDISIN 120

KAPITTEL 10: REHABILITERING OG ETTERBEHANDLING 122

10.1 BETYDNINGEN AV REHABILITERING ETTER HUDKREFTBEHANDLING 122
10.2 SPESIFIKKE REHABILITERINGSTILTAK FOR HUDKREFTPASIENTER 123
10.2.1 *Fysioterapi og funksjonell rehabilitering* 123
10.2.2 *Psykososial støtte* 123
10.2.3 *Estetisk-plastisk oppfølgingsbehandling* 124
10.2.4 *Onkologiske rehabiliteringsinstitusjoner* 124
10.3 LANGSIKTIG ETTERBEHANDLING OG FOREBYGGENDE STRATEGIER 125
10.3.1 *Onkologiske etterbehandlingsprogrammer* 125
10.3.2 *Forebyggingsstrategier for å unngå tilbakefall* 126

KAPITTEL 11: FREMTIDSUTSIKTER FOR BEHANDLING AV HUDKREFT 127

11.1 TRENDER I UTVIKLINGEN AV NYE BEHANDLINGSFORMER 127
11.1.1 *Fremskritt innen immunterapi* 127
11.1.2 *Integrering av genterapi og RNA-baserte metoder* 128
11.1.3 *Nanomedisin og målrettet legemiddelfrigjøring* 128
11.2 PERSONTILPASSET OG PRESISJONSMEDISINSK TILNÆRMING 129
11.2.1 *Stordata og kunstig intelligens i terapiplanleggingen* .. 129
11.2.2 *Flytende biopsi og dynamisk behandlingsovervåking* .. 129
11.3 ROLLEN TIL FOREBYGGING OG TIDLIG DIAGNOSE 130
11.3.1 *Fremskritt innen bildediagnostikk* 130
11.3.2 *Genetisk risikoprofilering* 130

11.4 UTSIKTER FOR FREMTIDIGE MULIGHETER FOR BEDRING 131
11.5 BIBLIOGRAFI - KAPITTEL 13: FREMTIDSUTSIKTER FOR BEHANDLING
 AV HUDKREFT 132
12. AVSLUTTENDE BEMERKNINGER 134
13. YTTERLIGERE BIBLIOGRAFI 136
1. GENERELLE PRINSIPPER FOR HUDKREFT 136
2. KLASSISKE OG INNOVATIVE BEHANDLINGSMETODER 136
3. IMMUNTERAPI OG MOLEKYLÆRE MÅLSTRUKTURER 137
4. PERSONTILPASSET MEDISIN OG MOLEKYLÆRDIAGNOSTIKK 137
5. ALTERNATIVE OG KOMPLEMENTÆRE BEHANDLINGSFORMER 138
6. REHABILITERING OG LANGTIDSBEHANDLING 138
7. KUNSTIG INTELLIGENS OG DIGITALISERING 139
8. YTTERLIGERE LESNING 139

Notater:

- Boken er modulært bygget opp, slik at hvert kapittel kan leses uavhengig av hverandre uten at man nødvendigvis trenger å henvise til andre.
- Til hvert kapittel er det knyttet litteraturhenvisninger. I tillegg inneholder boken en liste over videre lesning til slutt.
- Behandlingsstatus: April 2025

Utgiveren

Forord

Behandlingen av hudkreft er i ferd med å gjennomgå en grunnleggende endring. Nye vitenskapelige funn og teknologiske fremskritt har ført til en betydelig utvidelse av behandlingsmulighetene de siste årene. Spesielt moderne immunterapier, persontilpassede medisinske tilnærminger, målrettede legemidler og innovative kirurgiske prosedyrer tilbyr nå behandlingsalternativer som var utenkelige for bare kort tid siden.

Denne boken presenterer den nyeste utviklingen innen hudkreftbehandling på en systematisk og forståelig måte. Den fokuserer på de nyeste medisinske og intervensjonelle behandlingsmetodene og deres mulige anvendelse i klinisk praksis. Samtidig belyses begrensningene ved eksisterende behandlingsmetoder, og det gis utsikter til fremtidige forskningstrender.

Boken henvender seg til både helsepersonell og informerte pasienter som ønsker å få en velfundert oversikt over moderne behandlingsalternativer for hudkreft. Målet er å presentere den aktuelle vitenskapelige kunnskapen på en praktisk måte og å gi veiledning i vurderingen av nye behandlingsalternativer.

Kapittel 1: Innledning og problemdefinisjon

1.1 Epidemiologisk utvikling av hudkreft på verdensbasis

Den epidemiologiske utviklingen av hudkreft har vist en alarmerende trend de siste tiårene, noe som er svært relevant både fra et medisinsk og sosialt perspektiv. I dag er hudkreft en av de hyppigst diagnostiserte kreftformene på verdensbasis. Den kontinuerlige økningen i forekomsten, som kan observeres i nesten alle industrialiserte land, er spesielt bekymringsfull. Det registreres også en økende forekomst i nyindustrialiserte land og utviklingsland, noe som kan tilskrives endringer i livsstil, større eksponering for ultrafiolett stråling og bedre diagnostiske muligheter.

I USA er for eksempel hudkreft den kreftformen som oftest diagnostiseres. Ifølge American Cancer Society registreres det hvert år mer enn fem millioner nye tilfeller av ikke-melanocyttisk hudkreft, inkludert basalcellekarsinom og plateepitelkarsinom. I tillegg kommer rundt 100 000 nye diagnoser av malignt melanom, som er den farligste og potensielt dødelige formen for hudkreft. Lignende trender kan sees i Europa, og de høyeste forekomsttallene på verdensbasis registreres i land med en høy andel av lyshudede befolkningsgrupper, som Australia, New Zealand, Norge og Sverige.

Denne bekymringsfulle økningen rammer ikke bare eldre befolkningsgrupper, som tradisjonelt har vært ansett for å være særlig utsatt, men også stadig yngre mennesker. Spesielt ondartet føflekkreft viser en bekymringsfull økning i aldersgruppen 25-40 år. Denne demografiske endringen kan blant annet forklares med endrede fritidsvaner, hyppig soleksponering uten tilstrekkelig beskyttelse og en fortsatt trend mot kunstig soling i solarium. Samtidig har overlevelsesraten for mange former for hudkreft blitt betydelig forbedret takket være bedre diagnostikk og moderne behandlingsmuligheter, noe som bidrar til å øke det totale antallet hudkreftpasienter i befolkningen ytterligere.

1.2 Årsaker til økningen i insidens

Økningen i forekomsten av hudkreft er et multifaktorielt fenomen som skyldes både eksogene og endogene påvirkninger. En av de viktigste eksogene risikofaktorene er økt eksponering for ultrafiolett stråling. Denne strålingen, som kommer både fra solen og fra kunstige kilder som solarier, fører til DNA-skader i hudcellene, noe som kumulativt øker risikoen for utvikling av ondartede forandringer. De skadelige effektene av ultrafiolett stråling påvirkes i betydelig grad av den individuelle risikoen for hudkreft, som avhenger av genetiske faktorer, hudtype samt antall og type pigmenterte hudlesjoner.

I tillegg bidrar endringer i fritids- og livsstilsvanene i det moderne samfunnet betydelig til denne økningen. Den økende populariteten til friluftsaktiviteter, feriereiser til solrike strøk og et sosialt skjønnhetsideal som får solbrun hud til å fremstå som attraktiv og sunn, har økt den kumulative UV-eksponeringen betydelig de siste tiårene. Denne trenden forsterkes av den utbredte og ofte ukritiske bruken av solarier. Selv om den kreftfremkallende effekten av kunstig UV-stråling er klart vitenskapelig bevist, er bruken fortsatt lovlig i mange land og underlagt minimal regulering.

En annen faktor som bidrar til å øke forekomsten av hudkreft, er den økende forventede levealderen i befolkningen. Ettersom hudkreft i mange tilfeller er et resultat av kumulativ UV-eksponering over flere år eller tiår, fører aldringen av samfunnet uunngåelig til en økning i antall tilfeller. Samtidig bidrar forbedrede diagnostiske prosedyrer til at hudkreft oppdages tidligere og oftere. Moderne avbildningsteknikker og økende bruk av dermatoskopi gjør det mulig å identifisere tidlige stadier av ondartede hudforandringer, noe som fører til en økning i antall rapporterte diagnoser.

Genetiske faktorer spiller også en rolle som ikke bør undervurderes. Personer med en genetisk disposisjon, for eksempel på grunn av mutasjoner i visse tumorsuppressorgener som CDKN2A, eller bærere av melanomgenet BAP1, har en betydelig økt risiko for å utvikle hudkreft i løpet av livet. Disse genetiske faktorene blir i økende grad registrert i molekylærgenetiske analyser, noe som betyr at den individuelle risikoen nå kan bestemmes mer presist enn noen gang tidligere.

1.3 Den sosiale og økonomiske betydningen av hudkreft

Den sosiale og økonomiske betydningen av hudkreft er betydelig, og blir ofte undervurdert i offentligheten. Hudkreft er ikke bare et medisinsk problem, men også et betydelig samfunnsøkonomisk problem. Behandlingen av hudkreft koster milliarder av euro i helsekostnader på verdensbasis hvert år.

Disse kostnadene skyldes ikke bare direkte behandlingstiltak som kirurgi, strålebehandling og medikamentell behandling, men også langvarig etterbehandling, rehabiliteringstiltak og behandling av tilbakefall eller metastaser.

I land med et høyt utviklet helsevesen utgjør hudkreft en betydelig byrde for offentlige og private helseforsikringsselskaper. I USA anslås de direkte kostnadene ved behandling av hudkreft til over 8 milliarder dollar per år. Også i Europa beløper de årlige kostnadene for diagnostisering og behandling av hudkreft seg til flere milliarder euro. I tillegg kommer indirekte kostnader som følge av tap av arbeidskraft, førtidspensjonering og produktivitetstap.

Fra et sosialt perspektiv fører hudkreft til en betydelig psykologisk og sosial belastning for dem som rammes. For mange pasienter er diagnosen hudkreft forbundet med frykt og usikkerhet som går utover det rent medisinske. Spesielt synlige arr etter kirurgiske inngrep eller behovet for å beskytte seg permanent mot soleksponering kan forringe livskvaliteten betydelig. De psykologiske konsekvensene av å være klar over en økt risiko for tilbakefall eller utvikling av metastaser bør heller ikke undervurderes.

I denne sammenhengen bør man være spesielt oppmerksom på de immaterielle kostnadene som følger av tap av livskvalitet, psykologisk stress og sosiale restriksjoner. Disse aspektene er vanskelige å kvantifisere, men spiller en betydelig rolle i hverdagen til de berørte og deres familier.

Målet med denne boken er å gi en omfattende og samtidig lettfattelig oversikt over den nyeste utviklingen innen behandling av hudkreft. Med tanke på den raske utviklingen innen onkologisk forskning, særlig innen immun- og persontilpasset behandling, er det av stor betydning å gjøre de nyeste vitenskapelige funnene tilgjengelige for et bredt, akademisk interessert publikum. Denne boken henvender seg derfor ikke bare til spesialister i dermatologi og onkologi, men også til medisinstudenter, forskere, helsefagarbeidere og lekfolk som er interessert i og som har en inngående interesse for den moderne medisinske utviklingen.

Boken er bygget opp etter en systematisk og vitenskapelig forsvarlig struktur. Først presenteres det medisinske grunnlaget for hudkreft og dagens diagnostiske prosedyrer for å skape en solid forståelse av kompleksiteten i denne sykdommen. Deretter forklares både klassiske og moderne behandlingsmetoder i detalj, med særlig fokus på innovative og fremtidsrettede behandlingsstrategier. Dette inkluderer den nyeste utviklingen innen immunterapi, persontilpasset medisin, molekylær onkologi og bruk av kunstig intelligens i diagnostikk og behandling.

Til slutt gis det et utblikk over den fremtidige utviklingen innen hudkreftbehandling for å gjøre leserne oppmerksomme på kommende medisinske nyvinninger. Målet er ikke bare å formidle den nåværende vitenskapelige statusen, men også å reflektere over de etiske, sosiale og økonomiske implikasjonene av denne utviklingen.

Kapittel 2: Grunnleggende om hudkreft

2.1 Anatomiske og fysiologiske basiskunnskaper om huden

Huden er kroppens største organ og har en rekke livsviktige funksjoner. I tillegg til å beskytte mot mekanisk, kjemisk og termisk påvirkning spiller den en sentral rolle i immunforsvaret, termoreguleringen og stoffskiftet, spesielt i syntesen av vitamin D. Huden er delt inn i tre hovedlag: overhuden, lærhuden og underhuden. Huden er delt inn i tre hovedlag: overhuden, lærhuden og underhuden. Hvert av disse lagene har spesifikke celletyper og strukturer som samhandler for å sikre hudens integritet og funksjonalitet.

Overhuden er det ytterste laget av huden og består hovedsakelig av keratinocytter, som er ordnet i flere lag. Det basale cellelaget i overhuden, stratum basale, inneholder de aktivt delende cellene som de overliggende lagene utvikler seg fra. Overhuden inneholder også melanocytter, som er ansvarlige for produksjonen av melanin, et pigment som beskytter huden mot ultrafiolett stråling. Overhuden inneholder også Langerhans-celler, som spiller en viktig rolle i immunforsvaret.

Dermis, som ligger under epidermis, er et bindevevsrikt område som inneholder mange blod- og lymfekar, nerver, hårsekker samt svette- og talgkjertler. Dermis spiller en nøkkelrolle i termoreguleringen og utgjør hudens strukturelle grunnlag. De elastiske fibrene gir huden spenst og motstandskraft.

Det dypeste laget er **underhuden**, som hovedsakelig består av fettvev. Dette laget fungerer som energilager, isolerer mot kulde og beskytter mot mekanisk stress. Underhuden er også involvert i hormonproduksjonen og påvirker kroppens vannbalanse.

Forandringer og skader i disse hudlagene, spesielt i overhuden, spiller en avgjørende rolle i utviklingen av hudkreft. De fleste typer hudkreft utgår fra celler i overhuden, og den nøyaktige lokaliseringen og celletypen er avgjørende for svulstens type og oppførsel.

2.2 Patofysiologi for utvikling av hudkreft

Utviklingen av hudkreft er en kompleks prosess som kjennetegnes av en kombinasjon av genetiske mutasjoner, epigenetiske endringer og miljøpåvirkning. I sentrum av denne prosessen står DNA-skader forårsaket av eksogene faktorer som ultrafiolett stråling, ioniserende stråling eller kjemiske kreftfremkallende stoffer. Disse skadene fører til mutasjoner i viktige gener som er ansvarlige for reguleringen av cellevekst, apoptose og DNA-reparasjon.

Mutasjoner i **tumorsuppressorgener** som p53, som kontrollerer celledeling under normale forhold og utløser programmert celledød ved uopprettelig DNA-skade, er av sentral betydning i tumorutvikling. Mutasjoner i **proto-onkogener** som RAS eller BRAF bidrar også til ukontrollert celleproliferasjon. Dette er særlig relevant ved malignt melanom, der BRAF-mutasjoner påvises i over 50 prosent av tilfellene.

En annen patofysiologisk mekanisme er omgåelse **av apoptotiske kontrollmekanismer**. Tumorceller utvikler strategier for å forhindre apoptose, noe som gir dem en overlevelsesfordel. De fremmer også **angiogenese**, det vil si dannelsen av nye blodkar, for å støtte tumorveksten. Denne prosessen medieres av vekstfaktorer som vaskulær endotelial vekstfaktor (VEGF).

Immunsystemet spiller en ambivalent rolle i utviklingen og utviklingen av hudkreft. På den ene siden gjenkjenner det ondartede celler og eliminerer dem, på den andre siden utvikler tumorcellene mekanismer for å unndra seg immunovervåkning. Denne mekanismen, kjent som **immunescape**, er et sentralt element i tumorprogresjonen og danner grunnlaget for moderne immunterapeutiske tilnærminger.

2.3 Klassifisering av hudkrefttyper

Hudkreft klassifiseres først og fremst etter den ondartede forandringens cellulære opprinnelse, og skiller mellom ikke-melanocytisk og melanocytisk hudkreft.

2.3.1 Basalcellekarsinom

Basalcellekarsinom er den vanligste formen for hudkreft, og utgår fra de basale keratinocyttene i overhuden. Den kjennetegnes av lokal, vanligvis langsom vekst og metastaserer bare i ytterst sjeldne tilfeller. Likevel kan den forårsake betydelig vevsskade gjennom infiltrativ vekst, særlig i ansiktsområdet.

De vanligste kliniske manifestasjonene er nodulært, sklerodermiformt og overfladisk basalcellekarsinom.

2.3.2 Plateepitelkarsinom

Plateepitelkarsinom, også kjent som spinaliom, utvikler seg fra de differensierte keratinocyttene i overhuden. Sammenlignet med basalcellekarsinom er det mer aggressivt og har en høyere metastaseringsrate. Kronisk soleksponerte hudområder som ansikt, ører og håndrygg er spesielt utsatt. Forstadier til kreft, som aktinisk keratose og Bowens sykdom, regnes som forstadier til plateepitelkarsinom.

2.3.3 Malignt melanom

Malignt melanom er den farligste formen for hudkreft. Den utvikler seg fra pigmentdannende melanocytter og kjennetegnes av et høyt metastatisk potensial. Malignt melanom kan forekomme i nesten alle hudregioner, men hyppigst i områder med periodisk intensiv soleksponering. Svulsten klassifiseres i henhold til ulike histopatologiske undertyper, blant annet overfladisk melanom med spredning, nodulært melanom og akrolentiginøst melanom.

2.3.4 Sjelden hudkreft

Blant de **mer** sjeldne formene for hudkreft finner vi **merkelcellekarsinom**, en nevroendokrin svulst med høy aggressivitet**, Kaposis sarkom**, som særlig forekommer hos pasienter med nedsatt immunforsvar, og ulike former for kutant lymfom. Til tross for den lave forekomsten er disse svulsttypene av høy klinisk relevans på grunn av deres aggressive natur og dårlige prognose.

2.4 Genetiske predisposisjoner og molekylære markører

Genetisk disposisjon spiller en avgjørende rolle i utviklingen av hudkreft. Ulike arvelige syndromer er forbundet med en betydelig økt risiko for hudkreft. Blant disse **er xeroderma pigmentosum**, som kjennetegnes av en defekt i DNA-reparasjonen, og **familiært atypisk føflekkreftsyndrom (FAMMM)**, som kjennetegnes av multiple atypiske nevi og høy risiko for melanom.

Molekylære markører som mutasjoner i **BRAF-genet**, spesielt V600E-mutasjonen, er ikke bare av diagnostisk betydning, men fungerer også som målstruktur for spesifikke medikamentelle behandlinger. Andre viktige molekylære markører er mutasjoner i NRAS-, c-KIT- og TERT-genene. Analyse av disse markørene gjør det mulig å stille en mer presis prognose og velge persontilpassede behandlingsmetoder.

2.5 Risikofaktorer og forebyggende tiltak

De viktigste risikofaktorene for utvikling av hudkreft kan deles inn i eksogene og endogene faktorer. Eksogene risikofaktorer omfatter kumulativ og intermitterende eksponering for

UV-stråling, solariebruk, ioniserende stråling og kontakt med visse kjemiske stoffer, som arsenforbindelser.

Endogene risikofaktorer inkluderer en lys hudtype, et høyt antall pigmenterte nevi, genetiske predisposisjoner og immunsuppresjon, for eksempel etter organtransplantasjoner. Visse eksisterende tilstander som epidermodysplasia verruciformis øker også risikoen for hudkreft.

Forebyggende tiltak omfatter konsekvent beskyttelse mot UV-stråling gjennom egnede klær, bredspektret solkrem med høy solfaktor og unngåelse av middagssolen. Det er spesielt viktig å oppdage hudforandringer tidlig ved hjelp av regelmessige selvundersøkelser og dermatologiske kontroller. I mange land er hudkreftundersøkelser nå en del av de forebyggende programmene som tilbys av de lovpålagte helseforsikringsselskapene.

2.6 Bibliografi - Kapittel 2

Bataille, V., & Winnett, A. (2022). *Genetiske predisposisjoner og molekylære markører ved hudkreft: Kliniske implikasjoner for målrettet behandling.* **Journal of Dermatological Science, 106**(2), 145-153. https://doi.org/10.1016/j.jdermsci.2022.01.005

Berwick, M., Buller, D. B., Cust, A., Gallagher, R., Lee, T. K., Meyskens, F., ... & Veierød, M. B. (2021). *Melanomepidemiologi og forebygging.* **Cancer Epidemiology, Biomarkers & Prevention, 30**(6), 999-1010. https://doi.org/10.1158/1055-9965.EPI-21-0087

D'Orazio, J., Jarrett, S., Amaro-Ortiz, A., & Scott, T. (2019). *UV-stråling og huden: Hvordan beskytte seg mot hudkreft?* **Journal of the American Academy of Dermatology, 80**(3), 537-548. https://doi.org/10.1016/j.jaad.2018.06.032

Ferlay, J., Ervik, M., Lam, F., Colombet, M., Mery, L., Piñeros, M., ... & Bray, F. (2024). *Global Cancer Observatory: Cancer Today.* International Agency for Research on Cancer. https://gco.iarc.fr/today

Garbe, C., Keim, U., Gandini, S., Amaral, T., Kaatz, M., & Eigentler, T. (2023). *Epidemiologi av kutan melanom og keratinocyttkreft i Europa: Aktuelle trender og prognoser.* **European Journal of Cancer, 182**, 54-68. https://doi.org/10.1016/j.ejca.2023.01.014

Hemminki, K., Sundquist, J. og Li, X. (2020). *Familierisiko for hudkreft: Epidemiologiske bevis for genetisk predisposisjon.* **British Journal of Cancer, 122**(4), 601-608. https://doi.org/10.1038/s41416-019-0678-1

Leiter, U., Eigentler, T. og Garbe, C. (2022). *Spekteret av kutane maligniteter: Klassifisering, risikofaktorer og nåværende behandlingsstrategier.* **The Lancet Oncology, 23**(3), e92-e103. https://doi.org/10.1016/S1470-2045(21)00658-3

Narayanan, D. L., Saladi, R. N., & Fox, J. L. (2019). *Ultrafiolett stråling og hudkreft: Molekylære mekanismer og forebyggingsstrategier.* **Journal of Photochemistry and Photobiology B: Biology, 99**(2), 111-119. https://doi.org/10.1016/j.jphotobiol.2019.05.007

Ribas, A., & Wolchok, J. D. (2021). *Immunterapi mot kreft ved hjelp av sjekkpunktblokkade: Erfaringer fra melanom.* **Nature Reviews Clinical Oncology, 18**(1), 25-39. https://doi.org/10.1038/s41571-020-00412-6

Whiteman, D. C., Green, A. C., & Olsen, C. M. (2020). *The growing burden of invasive melanoma: Projections of incidence rates and numbers of new cases in six susceptible populations through 2031.* **Journal of Investigative Dermatology, 140**(1), 24-30. https://doi.org/10.1016/j.jid.2019.07.015

Kapittel 3: Diagnostiske prosedyrer i moderne hudkreftdiagnostikk

3.1 Kliniske undersøkelsesmetoder

Den kliniske undersøkelsen er det første og grunnleggende trinnet i diagnostiseringen av hudkreft. Den brukes til å registrere synlige hudforandringer og til å identifisere risikopasienter gjennom en målrettet anamnese. En grundig klinisk undersøkelse bør dekke hele hudområdet, ettersom hudkreft ikke bare kan oppstå i lyseksponerte områder av huden, men også i områder som får mindre oppmerksomhet, som hodebunnen, fotsålene, kjønnsorganene eller under neglene.

Sykehistorien er av særlig stor betydning. Behandlende lege bør spørre spesifikt om familiehistorie, individuell soleksponering, tidligere solbrenthet, bruk av solarium og kjente forstadier til kreft. Bruk av immundempende medisiner, som er vanlig etter organtransplantasjoner, og forekomst av genetiske syndromer med økt predisposisjon for svulster er også av diagnostisk relevans.

I klinisk praksis brukes ofte den såkalte **ABCDE-regelen** for systematisk registrering av mistenkelige hudlesjoner, noe som muliggjør en innledende kategorisering av mistenkelige hudforandringer:

- **A - Asymmetri**: Ondartede lesjoner er ofte uregelmessige i form og struktur.

- **B - Avgrensning**: Uklare, uregelmessige eller uskarpe kanter er mistenkelige.

- **C - Farge**: Flerfarget eller ujevn fargefordeling er faresignaler.

- **D - Diameter**: Lesjoner med en diameter på mer enn 6 millimeter krever spesiell oppmerksomhet.

- **E - Evolusjon**: Endringer i form, farge eller størrelse over tid indikerer malignitet.

Selv om ABCDE-regelen er en verdifull rettesnor, er den ikke alltid pålitelig, særlig ved sjeldne melanomsubtyper eller amelanotiske lesjoner som ikke viser typisk pigmentering. Derfor bør alle nye eller endrede hudfunn avklares ved hjelp av differensialdiagnostikk.

3.2 Prosedyrer for bildebehandling

Bildediagnostikk har fått en sentral rolle i moderne hudkreftdiagnostikk. Den brukes ikke bare til en mer presis vurdering av iøynefallende hudforandringer, men også til å overvåke progresjon og etterbehandling. Moderne avbildningsteknikker gir høyoppløselig, ikke-invasiv innsikt i hudens strukturer og gjør det mulig å skille mer presist mellom godartede og ondartede lesjoner.

3.2.1 Dermatoskopi og videodermatoskopi

Dermatoskopi, også kjent som refleksmikroskopi, er en prosedyre som har vært etablert i mange år, og som gjør det mulig å observere overfladiske hudstrukturer i detalj. Ved hjelp av dermatoskopet kan man se vaskulære strukturer, pigmentnettverk og spesifikke mønstre som ikke ville vært synlige med det blotte øye.

Videodermatoskopi representerer et betydelig fremskritt, der høyoppløselige bilder kan lagres digitalt og sammenlignes med hverandre over lengre tidsperioder. Denne prosedyren gjør det mulig å overvåke utviklingen objektivt og tidlig oppdage subtile forandringer som kan tyde på en ondartet transformasjon. Regelmessig videodermatoskopi er et verdifullt verktøy for tidlig oppdagelse, særlig hos høyrisikopasienter med flere dysplastiske nevi.

3.2.2 Konfokal lasermikroskopi

Konfokal lasermikroskopi er en høyspesialisert diagnostisk prosedyre som muliggjør celleoppløsning in vivo. En fokusert laserstråle rettes mot hudoverflaten, og de reflekterte strålene behandles av en datamaskin for å produsere høyoppløselige snittbilder. Denne prosedyren muliggjør en nærmest histologisk vurdering av epidermis og øvre dermis uten behov for invasiv fjerning av vev.

Konfokal lasermikroskopi brukes særlig til å avklare uklare pigmentlesjoner, men kan også gi verdifull informasjon ved diagnostisering av basalcellekarsinomer og aktiniske keratoser. Den største fordelen ligger i muligheten til å karakterisere mistenkelige lesjoner ytterligere før biopsi, noe som betyr at unødvendige invasive prosedyrer kan unngås.

3.2.3 Optisk koherens-tomografi (OCT)

Optisk koherens-tomografi er en annen moderne, ikke-invasiv avbildningsteknikk som produserer lagdelte bilder av huden på samme måte som konfokal lasermikroskopi. OCT arbeider imidlertid med infrarødt lys, noe som gjør det mulig å visualisere dypere hudlag enn med lasermikroskopi. Oppløsningen er noe lavere, men OCT er ideell for å vurdere svulsters utstrekning i dybden, noe som er spesielt verdifullt når man planlegger kirurgiske inngrep.

OCT har vist seg å være svært nyttig ved diagnostisering av basalcellekarsinomer og ved avgrensning av tumormarginene før kirurgisk reseksjon. OCT gir også verdifull informasjon om responsen på behandling ved ikke-invasiv oppfølging etter terapeutiske tiltak.

3.3 Biopsiteknikker og histopatologiske undersøkelser

Til tross for alle fremskritt innen ikke-invasiv diagnostikk, er histopatologisk undersøkelse av det fjernede vevet fortsatt gullstandarden for å stille en definitiv diagnose. Det finnes ulike biopsiteknikker, og valget avhenger av hudforandringens lokalisasjon, størrelse og klinisk mistanke.

De vanligste metodene er

- **Eksisjonsbiopsi**: Fullstendig fjerning av lesjonen, fortrinnsvis ved mindre svulster eller mistanke om melanom.

- **Innskuddsbiopsi**: Delvis fjerning av lesjonen, nyttig ved store eller vanskelig tilgjengelige svulster.

- **Stansebiopsi**: Uttak av en vevssylinder ved hjelp av en spesiell biopsipunch, spesielt ved omfattende hudforandringer.

- **Barberbiopsi**: Overfladisk fjerning av lesjonen, spesielt hvis det er mistanke om basalcellekarsinom eller aktinisk keratose.

Histopatologisk behandling utføres ved hjelp av standardisert farging, vanligvis hematoksylin-eosin, supplert med immunhistokjemisk farging for å skille mellom ulike tumortyper. Analyse av molekylære markører, som BRAF, NRAS eller c-KIT, blir stadig viktigere ettersom det kan ha direkte terapeutiske konsekvenser.

3.4 Molekylærdiagnostikk og genetiske testprosedyrer

Molekylær diagnostikk har de siste årene innledet et paradigmeskifte innen onkologien. Genetiske og molekylærbiologiske testprosedyrer brukes også i økende grad i hudkreftdiagnostikken for å få en bedre forståelse av svulstenes biologi og tilpasse behandlingen individuelt.

Mutasjonsanalyser av **BRAF-genet** er av særlig stor betydning, spesielt V600E-mutasjonen, som kan påvises hos mer enn halvparten av melanompasientene. Tilstedeværelsen av denne mutasjonen har direkte terapeutiske konsekvenser, ettersom målrettede hemmere som vemurafenib eller dabrafenib er tilgjengelige.

Andre relevante genetiske markører er mutasjoner i **NRAS-genet**, som er forbundet med en mer aggressiv tumorbiologi, og endringer i **c-KIT-genet**, som spiller en rolle i spesielle melanomsubtyper som akrolentiginøst melanom eller slimhinnemelanom.

Moderne teknikker som **neste generasjons sekvensering (NGS)** gjør det mulig å analysere et stort antall gener samtidig og bidrar dermed til en presis molekylær karakterisering av svulster. Disse metodene brukes særlig ved avanserte eller terapirefraktære sykdommer for å identifisere ytterligere behandlingsalternativer.

3.5 Kunstig intelligens i diagnostisering av hudkreft

Integreringen av kunstig intelligens (AI) i dermatologisk diagnostikk er et av de viktigste fremskrittene de siste årene. AI-støttede systemer analyserer bildedata fra store databaser og kan skille mellom ondartede og godartede hudforandringer med imponerende nøyaktighet. Flere studier har vist at moderne AI-algoritmer er i stand til å matche eller til og med overgå den diagnostiske nøyaktigheten til erfarne dermatologer.

Disse systemene baserer seg på dyplæringsalgoritmer som bruker nevrale nettverk til å gjenkjenne mønstre i millioner av bildeprøver som er skjult for det menneskelige øyet. Bruksområdene spenner fra mobilapper for innledende risikovurderinger som pasientene selv kan foreta, til komplekse kliniske beslutningsstøttesystemer som hjelper dermatologer med å analysere dermatoskopi- eller konfokale lasermikroskopibilder.

En viktig fordel med disse teknologiene er at de gjør det mulig å analysere hudlesjoner på en objektiv og reproduserbar måte og oppdage risikopasienter på et tidlig stadium. I fremtiden forventes det også at AI-systemer vil spille en viktig rolle i analysen av molekylærdiagnostiske data og behandlingsplanlegging.

Kapittel 4: Oversikt over klassiske terapeutiske tilnærminger

4.1 Kirurgiske behandlingsalternativer

Kirurgisk fjerning av hudsvulster har i flere tiår vært den primære og mest effektive behandlingsformen for de fleste typer hudkreft. Ikke bare fjerner man svulsten fullstendig, men man får også en histopatologisk bekreftelse av diagnosen. Det kirurgiske inngrepet baseres på svulsttypen, svulstens stadium, lokalisasjon og pasientens individuelle forhold. Målet er alltid å fjerne svulsten fullstendig, samtidig som det berørte hudområdet bevarer best mulig estetisk og funksjonell integritet.

4.1.1 Teknikker for eksisjon

Standard kirurgisk behandling er **konvensjonell eksisjon**. Dette innebærer at svulsten fjernes i tilstrekkelig sikkerhetsavstand fra friskt vev. De anbefalte sikkerhetsmarginene varierer avhengig av svulstens type og stadium. For basalcellekarsinom anbefales en sikkerhetsmargin på 3 til 5 millimeter, mens det kan være nødvendig med 5 til 10 millimeter for plateepitelkarsinom. For maligne melanomer avhenger sikkerhetsavstanden av svulstens tykkelse i henhold til Breslow-klassifiseringen.

Nøyaktig planlegging av reseksjonsmarginene er avgjørende for å sikre lokal tumorfrihet og samtidig unngå unødvendig vevstap. Preoperativ planlegging, som tar hensyn til estetiske og funksjonelle aspekter, er spesielt viktig i ansiktsområdet. I komplekse tilfeller utføres plastisk-rekonstruktiv behandling umiddelbart etter at svulsten er fjernet.

4.1.2 Mohs-kirurgi

Mohs-kirurgi, oppkalt etter den amerikanske kirurgen Frederic Mohs, er et spesialisert kirurgisk inngrep som særlig brukes ved tilbakevendende svulster og på anatomisk vanskelige steder som periorbital- eller neseområdet.

Ved denne metoden fjernes tumorvevet lagvis under mikroskopisk kontroll. Etter hvert reseksjonslag foretas det en umiddelbar histologisk undersøkelse av det fjernede vevet. På denne måten kan kirurgen forsikre seg om at alle svulstmarginene er svulstfrie før inngrepet er fullført. Denne teknikken gir maksimal beskyttelse av det friske vevet, samtidig som den sikrer at svulsten fjernes fullstendig. Mohs-kirurgi har vist seg å være spesielt effektiv ved basalcellekarsinom og høyrisiko plateepitelkarsinom.

4.2 Strålebehandling

Strålebehandling er et annet etablert behandlingsalternativ i behandlingen av hudkreft. Den brukes særlig når kirurgisk behandling ikke er mulig eller ikke er ønskelig på grunn av svulstens plassering, pasientens allmenntilstand eller av estetiske årsaker. Strålebehandling brukes også ved svulster som ikke er fullstendig fjernet, eller som adjuvant behandling ved høy risiko for tilbakefall.

Moderne strålebehandlingsteknikker gjør det mulig å bestråle svulstområdet med høy presisjon og samtidig skåne det friske vevet rundt. I tillegg til konvensjonell **røntgen- og elektronstråling** brukes i økende grad høyenergiprocedurer **som intensitetsmodulert strålebehandling (IMRT)** eller **stereotaktisk strålebehandling**.

En særlig fordel med strålebehandling er muligheten til å kontrollere og symptomlindre inoperable eller lokalt avanserte svulster. Man må imidlertid ta hensyn til strålerelaterte bivirkninger. Disse omfatter akutte hudreaksjoner som erytem, ødem og hudnekrose, samt seneffekter som fibrose og pigmenteringsforstyrrelser.

4.3 Kjemoterapi - indikasjoner og begrensninger

I lang tid spilte **kjemoterapi** en sentral rolle i den systemiske behandlingen av avansert hudkreft, særlig metastaserende malignt melanom og plateepitelkarsinom. Med utviklingen av nye målrettede og immunologiske behandlingsformer har imidlertid kjemoterapiens betydning avtatt betydelig de siste årene.

Klassiske cytostatika **som dakarbazin, cisplatin** og **5-fluorouracil** har ofte blitt brukt for å hemme spredning av tumorceller. Til tross for intensiv forskningsinnsats har disse stoffene imidlertid hatt begrenset terapeutisk suksess, særlig ved malignt melanom, der responsraten på konvensjonell kjemoterapi er mindre enn 20 prosent.

I dag er systemisk kjemoterapi først og fremst forbeholdt pasienter som ikke har tilgang til moderne behandlingsformer, eller som ikke kan bruke dem på grunn av kontraindikasjoner. Kjemoterapi kan også bidra til å forbedre livskvaliteten i palliativ behandling for å lindre tumorrelaterte symptomer.

Bivirkningene av cellegift, som spenner fra kvalme, oppkast, håravfall og immunsuppresjon til alvorlig organsvikt, begrenser bruken av denne behandlingsformen ytterligere.

4.4 Fotodynamisk behandling

Fotodynamisk terapi (PDT) er en minimalt invasiv behandlingsmetode som først og fremst brukes mot overfladiske hudtumorer som aktiniske keratoser, overfladiske basalcellekarsinomer og visse former for Bowens karsinom. Metoden baserer seg på et samspill mellom et fotosensibiliserende middel, som selektivt absorberes av tumorcellene, og en spesifikk lyskilde som aktiverer midlet.

Den mest brukte fotosensibilisatoren er **5-aminolevulinsyre (5-ALA)** eller derivatet **metylaminolevulinat (MAL)**. Etter lokal påføring akkumuleres det aktive stoffet fortrinnsvis i tumorceller. Etterfølgende eksponering for lys med en bestemt bølgelengde aktiverer fotosensibilisatoren og fører til dannelse av reaktive oksygenforbindelser, som spesifikt ødelegger tumorcellene.

Fordelen med PDT er at den kan utføres poliklinisk, er mindre invasiv og gir gode kosmetiske resultater. Den egner seg spesielt godt ved omfattende forstadier til kreft eller ved flere lesjoner. Ulempene er at man må unngå lys etter behandlingen, og at inngrepet kan være smertefullt.

4.5 Immunterapi - innledende suksesser og begrensninger ved tradisjonelle tilnærminger

Immunterapi har de siste årene endret behandlingen av hudkreft, spesielt malignt melanom, fundamentalt. De første tilnærmingene til immunterapi går imidlertid langt tilbake i tid, og de ble lenge bare kronet med begrenset suksess. Tradisjonelle immunterapeutiske prosedyrer inkluderte **interferonalfa -behandling**, som ble brukt i adjuvante behandlingsregimer for å redusere tilbakefall av melanom. Denne behandlingen var imidlertid ofte forbundet med betydelige bivirkninger og viste bare en begrenset overlevelsesgevinst.

En annen tilnærming var bruk av **interleukin-2**, et cytokin som fremmer aktivering av T-lymfocytter. Selv om det ble dokumentert spektakulær tumortilbakegang hos noen pasienter, var den generelle responsraten lav, og behandlingen var forbundet med betydelige systemiske bivirkninger, som alvorlige hjerte- og lungekomplikasjoner.

Den begrensede suksessen med disse tidlige immunterapeutiske tilnærmingene førte til intensiv forskningsinnsats, som til slutt førte til utviklingen av moderne immunsjekkpunkthemmere som aktiverer immunresponsen på en målrettet og kontrollert måte. Disse nye utviklingstrekkene diskuteres i detalj i de følgende kapitlene, ettersom de markerer overgangen fra klassiske til moderne behandlingsmetoder.

4.6 Bibliografi - Kapittel 3-4: Diagnostiske prosedyrer i moderne hudkreftdiagnostikk

Bouwman, W., & Tensen, C. P. (2023). *Fremskritt innen dermatoskopisk bildebehandling for hudkreftdiagnose: Fra klinisk praksis til integrering av kunstig intelligens.* **Journal of the American Academy of Dermatology, 89**(1), 75-84. https://doi.org/10.1016/j.jaad.2022.09.015

Esteva, A., Kuprel, B., Novoa, R. A., Ko, J., Swetter, S. M., Blau, H. M., & Thrun, S. (2017). *Klassifisering av hudkreft på hudlegenivå med dype nevrale nettverk.* **Nature, 542**(7639), 115-118. https://doi.org/10.1038/nature21056

Ferris, L. K., Harris, R. J., & Siegel, D. M. (2020). *Konfokal laserskanningsmikroskopi og optisk koherens-tomografi: Nye diagnostiske verktøy for påvisning av hudkreft.* **Dermatologic Clinics, 38**(1), 49-59. https://doi.org/10.1016/j.det.2019.08.008

Geller, A. C., Swetter, S. M., Brooks, K., Demierre, M. F., & Yaroch, A. L. (2019). *Screening, tidlig oppdagelse og trender i forekomst og dødelighet av melanom: Fremtiden for forebygging av hudkreft.* **Journal of Investigative Dermatology, 139**(2), 422-428. https://doi.org/10.1016/j.jid.2018.10.041

Haenssle, H. A., Fink, C., Schneiderbauer, R., Toberer, F., Buhl, T., Blum, A., ... & Reader Study Level-I Group. (2018). *Menneske mot maskin: Diagnostisk ytelse av et dyp læringskonvolusjonelt nevralt nettverk for dermatoskopisk melanomgjenkjenning sammenlignet med 58 dermatologer.* **Annals of Oncology, 29**(8), 1836-1842. https://doi.org/10.1093/annonc/mdy166

Marghoob, A. A., & Halpern, A. C. (2022). *Dermatoskopi for påvisning av hudkreft: Klinisk evidens og fremtidsperspektiver.* **The Lancet Oncology, 23**(4), e142-e151. https://doi.org/10.1016/S1470-2045(22)00033-7

Bichakjian, C. K., Olencki, T., Aasi, S. Z., Chen, S. C., Clark, R., Gloster, H. M., ... & Storrs, P. (2018). *Retningslinjer for behandling av basalcellekarsinom.* **Journal of the American Academy of Dermatology, 78**(3), 540-559. https://doi.org/10.1016/j.jaad.2017.10.006

Dummer, R., Hauschild, A., Lindenblatt, N., Pentheroudakis, G., & Keilholz, U. (2020). *Kutant melanom: ESMOs retningslinjer for klinisk praksis for diagnose, behandling og oppfølging.* **Annals of Oncology, 31**(12), 1435-1448. https://doi.org/10.1016/j.annonc.2020.09.009

Leiter, U., Keim, U. og Garbe, C. (2023). *Kirurgiens rolle i melanombehandlingen er under utvikling: Fra bred eksisjon til persontilpassede kirurgiske strategier.* **Nature Reviews Clinical Oncology, 20**(3), 133-145. https://doi.org/10.1038/s41571-022-00694-0

Mohan, S. V., Chang, A. L. og Amagai, M. (2019). *Aktuelle fremskritt og utfordringer innen fotodynamisk behandling av hudkreft.* **Journal of Dermatological Science, 94**(3), 285-293. https://doi.org/10.1016/j.jdermsci.2019.04.010

Ribas, A., & Wolchok, J. D. (2021). *Kreftimmunterapi ved bruk av sjekkpunktblokkade: Fremskritt og utfordringer ved melanom.* **Nature Reviews Cancer, 21**(6), 345-361. https://doi.org/10.1038/s41571-021-00534-0

Telfer, N. R., Colver, G. B., & Morton, C. A. (2020). *Retningslinjer for behandling av basalcellekarsinom: Evidensbaserte strategier for kirurgisk og ikke-kirurgisk behandling.* **British Journal of Dermatology, 182**(3), 617-628.
https://doi.org/10.1111/bjd.18910

Kapittel 5: Nye metoder for medikamentell behandling

5.1 Immunsjekkpunkthemmere

Utviklingen av immunsjekkpunkthemmere har revolusjonert behandlingen av malignt melanom og, i økende grad, andre former for hudkreft. Disse nye medikamentene utnytter immunsystemets evne til å gjenkjenne og ødelegge tumorceller ved spesifikt å blokkere hemmende signaler i immunresponsen. Svulstceller er i stand til å deaktivere immunceller gjennom såkalte sjekkpunktmolekyler **som PD-1 (Programmed Death-1) og CTLA-4 (Cytotoxic T-Lymphocyte-Associated Protein 4)**. Ved å blokkere disse immunkontrollpunktene reaktiveres kroppens egen forsvarsreaksjon mot tumorceller.

5.1.1 PD-1- og PD-L1-hemmere

PD-1 er en hemmende reseptor på overflaten av T-celler som, når den aktiveres, undertrykker den cytotoksiske effekten disse immuncellene har mot tumorceller. Mange tumorceller uttrykker liganden **PD-L1**, som binder seg til PD-1-reseptoren og dermed svekker immunresponsen spesifikt. PD-1- og PD-L1-hemmere forhindrer denne bindingen og reaktiverer immunforsvaret.

De viktigste PD-1-hemmerne inkluderer **nivolumab** og **pembrolizumab**, mens **atezolizumab, avelumab** og **durvalumab** er godkjent som PD-L1-hemmere. Studier som **KEY-NOTE-006** og **CheckMate-067** har på en imponerende måte vist at bruk av disse substansene bedrer den totale overlevelsen betydelig hos pasienter med metastaserende malignt melanom.

Denne behandlingen brukes nå ikke bare mot føflekkreft, men også mot andre typer hudkreft, som merkelcellekarsinom eller kutan plateepitelkarsinom. Den brukes ofte i fremskredne eller metastaserte stadier, men viser også lovende resultater i adjuvant behandling.

5.1.2 CTLA-4-hemmere

CTLA-4 er et annet immunkontrollpunkt som hemmer aktiveringen av T-celler tidlig i immunresponsen. Det monoklonale antistoffet **ipilimumab** var den første godkjente CTLA-4-hemmeren og markerte en milepæl innen immunonkologi.

Blokkering av CTLA-4 fremmer aktivering og spredning av T-celler i lymfeknutene, noe som resulterer i en økt immunrespons mot tumorceller. Kombinasjonsbehandling med CTLA-4- og PD-1-hemmere har vist seg å være spesielt effektiv i flere kliniske studier, selv om den er forbundet med en økt risiko for immunmedierte bivirkninger.

Kombinasjoner som **ipilimumab pluss nivolumab** regnes nå som standardbehandling for visse høyrisikopasienter med metastaserende melanom.

5.2 Målrettede behandlingsformer

Målrettede behandlinger har individualisert behandlingen av hudkreft ytterligere. Disse legemidlene retter seg spesifikt mot molekylære endringer i tumorcellene som er ansvarlige for svulstveksten. Disse persontilpassede behandlingene er basert på påvisning av spesifikke mutasjoner i svulstvevet.

5.2.1 BRAF- og MEK-hemmere

Oppdagelsen av **BRAF-mutasjoner**, særlig **V600E-mutasjonen**, i rundt 50 prosent av maligne melanomer, har gjort det mulig å utvikle målrettede hemmere. Disse mutasjonene fører til en konstitutiv aktivering av MAPK-signalveien, noe som fremmer cellevekst og spredning.

De første godkjente BRAF-hemmerne **var vemurafenib** og **dabrafenib**, som raskt viste betydelig klinisk suksess. Det viste seg imidlertid at monoterapi ofte førte til rask utvikling av resistens. Kombinasjonen med **MEK-hemmere** som **trametinib** eller **cobimetinib**, som blokkerer et nedstrøms trinn i den samme signalveien, har forbedret dette problemet betydelig.

Kombinasjonsbehandling fører ikke bare til høyere responsrater, men også til en forlengelse av progresjonsfri og total overlevelse. Den brukes nå som standardbehandling for BRAF-mutert melanom.

5.2.2 KIT- og NRAS-hemmere

I tillegg til BRAF-mutasjoner spiller også mutasjoner i **c-KIT-genet** og **NRAS-genet** en viktig rolle i tumorbiologien til visse melanomsubtyper. c-KIT-mutasjoner er hyppig forekommende i mukosale, akrolentiginøse og kronisk lysskadede melanomer.

Hemming av c-KIT-tyrosinkinase med stoffer som **imatinib** eller **nilotinib** har ført til imponerende behandlingssuksesser hos pasienter med disse mutasjonene, selv om disse terapiene ennå ikke har blitt en permanent del av standardbehandlingen og vanligvis bare tilbys i forbindelse med kliniske studier.

NRAS-mutasjoner utgjør en særlig utfordring, ettersom det for øyeblikket ikke finnes noen godkjente spesifikke hemmere. Det pågår imidlertid intensiv forskning for å utvikle direkte NRAS-hemmere eller for å blokkere nedstrøms signalveier.

5.3 Neoantigenbaserte terapier

Persontilpasset immunterapi mot kreft har ført til en annen innovativ tilnærming med utviklingen av **neoantigenbaserte terapier**. Neoantigener er tumorspesifikke antigener som oppstår som følge av mutasjoner i tumorvev, og som gjenkjennes som fremmede av immunsystemet.

Ved å identifisere individuelle neoantigener i en pasients svulst kan man utvikle skreddersydde vaksiner eller T-celleterapier som er spesifikt rettet mot disse antigenene. Disse svært individualiserte terapiene befinner seg foreløpig hovedsakelig på det kliniske utprøvingsstadiet, men viser lovende resultater, særlig hos pasienter som ikke lenger responderer på konvensjonelle immunterapier.

Teknologier som **neste generasjons sekvensering** og bioinformatiske algoritmer gjør det mulig å identifisere potensielle neoantigener fra svulstprøver og utvikle persontilpassede vaksiner ut fra disse. De første studiene viser at slike persontilpassede vaksiner kan øke immunresponsen betydelig og føre til langvarig tumorkontroll.

5.4 mRNA-baserte legemidler

Suksessen med mRNA-teknologien innen vaksiner mot covid-19 har åpnet nye perspektiver for kreftbehandling. mRNA-baserte legemidler gjør det mulig å fremkalle en målrettet immunrespons mot spesifikke tumorantigener.

Innenfor hudkreft utvikles det for tiden mRNA-vaksiner som stimulerer kroppen til å produsere egne antistoffer og cytotoksiske T-celler mot visse tumorantigener. En viktig fordel med mRNA-teknologien er den raske og fleksible produksjonen av persontilpassede vaksiner som er nøyaktig skreddersydd til de genetiske egenskapene til en svulst.

BioNTech og andre internasjonale forskningsinstitutter arbeider intensivt med klinisk utvikling av slike vaksiner mot malignt melanom. Innledende fase I- og fase II-studier viser at mRNA-vaksiner kan utløse en sterk immunrespons og har en gunstig sikkerhetsprofil. Flere randomiserte, kontrollerte studier pågår for tiden for å fastslå bruken av disse vaksinene i adjuvant behandling og metastatisk behandling.

5.5 Epigenetiske behandlingsmetoder

Epigenetiske endringer spiller en stadig mer anerkjent rolle i utviklingen og utviklingen av hudkreft. I motsetning til genetiske mutasjoner innebærer epigenetiske endringer en reversibel endring av genuttrykket uten at DNA-sekvensen endres. Disse endringene omfatter **DNA-metylering, histonmodifikasjoner** og regulering av **ikke-kodende RNA**.

Disse prosessene kan påvirkes terapeutisk ved hjelp av såkalte **epigenetiske modulatorer**. Disse inkluderer **histondeacetylasehemmere (HDAC-hemmere)** som **vorinostat** og **romidepsin**, som allerede er godkjent for behandling av visse hematologiske kreftformer, og som for tiden er under utprøving for behandling av solide svulster, inkludert hudkreft.

Den store fordelen med epigenetiske terapier er at de kan øke tumorcellenes følsomhet for andre terapier. I kombinasjon med immunsjekkpunkthemmere eller kjemoterapeutika kan tumorresponsen forbedres betydelig. De epigenetiske endringenes reversible egenskaper gjør dem også til et lovende mål for innovative behandlingsstrategier, også når det gjelder å overvinne resistens mot behandling.

5.6 Bibliografi - Kapittel 5: Nye metoder for medikamentell behandling

Atkins, M. B., & Larkin, J. (2021). *Kombinasjonsstrategier for immunterapi ved metastatisk melanom: nåværende status og fremtidige retninger.* **Journal of Clinical Oncology, 39**(6), 599-610. https://doi.org/10.1200/JCO.20.01977

Blankenstein, T., Coulie, P. G., Gilboa, E., & Jaffee, E. M. (2019). *Immunterapi mot kreft: Historisk perspektiv og fremtidsutsikter.* **Nature Immunology, 20**(3), 305-310. https://doi.org/10.1038/s41590-019-0344-y

Hodi, F. S., Chesney, J., Pavlick, A. C., Robert, C., Grossmann, K., McDermott, D. F., ... & Wolchok, J. D. (2021). *Langtidsoverlevelse hos pasienter med avansert melanom behandlet med kombinasjonsbehandling med nivolumab og ipilimumab: En sammenslått analyse.* **The Lancet Oncology, 22**(10), 1443-1453. https://doi.org/10.1016/S1470-2045(21)00344-8

Ott, P. A., Hu, Z., Keskin, D. B., Shukla, S. A., Sun, J., Bozym, D. J., ... & Wu, C. J. (2019). *En immunogen personlig neoantigenvaksine for pasienter med melanom.* **Nature, 547**(7662), 217-221. https://doi.org/10.1038/nature22991

Ribas, A., & Wolchok, J. D. (2021). *Sjekkpunktblokkerende immunterapi mot kreft: Fremskritt, utfordringer og fremtidige retninger.* **Nature Reviews Cancer, 21**(5), 313-332. https://doi.org/10.1038/s41571-021-00495-4

Robert, C., Schachter, J., Long, G. V., Arance, A., Grob, J. J., Mortier, L., ... & Larkin, J. (2019). *Pembrolizumab versus ipilimumab ved avansert melanom: Endelige resultater for totaloverlevelse* fra en randomisert, kontrollert multisenterstudie i fase 3 (KEY-NOTE-006). **The New England Journal of Medicine, 372**(26), 2521-2532. https://doi.org/10.1056/NEJMoa1503093

Sahin, U., Oehm, P., Derhovanessian, E., Jabulowsky, R. A., Vormehr, M., Gold, M., ... & Türeci, Ö. (2023). *mRNA-baserte individualiserte terapeutiske kreftvaksiner: Nylige fremskritt og klinisk potensial.* **Nature Reviews Drug Discovery, 22**(3), 195-213. https://doi.org/10.1038/s41573-022-00524-1

Spagnolo, F., Boutros, A., Queirolo, P. og McArthur, G. (2020). *Målrettede behandlinger for avansert melanom: Resistensmekanismer og strategier for å overvinne dem.* **Cancers, 12**(9), 2360. https://doi.org/10.3390/cancers12092360

Topalian, S. L., Taube, J. M., Anders, R. A., & Pardoll, D. M. (2020). *Mekanismedrevne biomarkører for å veilede immunkontrollpunktblokkade i kreftbehandling.* **Nature Reviews Cancer, 20**(5), 275-290. https://doi.org/10.1038/s41571-020-0322-0

Zhang, J., Dominguez, D., Chen, S., Fan, J., Qin, L., Zhao, Y., & Zhang, B. (2022). *Epigenetisk modulering av immunmikromiljøet i kreft: Terapeutiske implikasjoner for immunterapiresistens.* **Nature Immunology, 23**(5), 660-670. https://doi.org/10.1038/s41590-022-01148-y

Kapittel 6: Fremskritt innen immunterapi

6.1 Grunnleggende om tumorimmunologi

Tumorimmunologi er et tverrfaglig forskningsfelt som tar for seg de komplekse interaksjonene mellom menneskets immunsystem og ondartede tumorceller. Disse interaksjonene er av sentral betydning både for utvikling og progresjon av kreft, og for utvikling og anvendelse av innovative behandlingsmetoder. Immunsystemet kan spille en **dobbeltrolle** her: På den ene siden har det en beskyttende effekt ved å gjenkjenne og eliminere unormale celler (tumorbeskyttende funksjon), mens det på den andre siden - under visse betingelser - kan fremme tumorvekst (tumorfremmende funksjon). Denne ambivalente oppførselen er beskrevet i den såkalte **immunoediteringshypotesen**, et moderne konsept som deler de dynamiske fasene i samspillet mellom svulst og immunsystem inn i tre suksessive stadier: **Eliminering, likevekt og flukt.**

6.6.1. Elimineringsfasen

I denne første fasen er immunforsvaret i stand til å gjenkjenne degenererte og potensielt ondartede celler på et tidlig stadium og ødelegge dem effektivt før de er klinisk påvisbare. Denne prosessen kalles også "immunologisk tumorovervåkning". De viktigste cellene som er involvert her, er cytotoksiske T-lymfocytter (CD8+ T-celler), naturlige morderceller (NK-celler), dendrittiske celler og ulike cytokiner og interferoner, som koordinerer en anti-tumor immunrespons. Målet i denne fasen er å eliminere tumorcellene fullstendig for å forhindre utvikling av en manifest tumor.

6.1.2. Likevektsfasen

Hvis immunforsvaret ikke klarer å eliminere alle tumorcellene fullstendig, går prosessen inn i den såkalte likevektsfasen. I denne fasen er det en dynamisk balanse mellom immunforsvaret og de gjenværende tumorcellene. Selv om immunresponsen holder svulstveksten i sjakk og forhindrer ukontrollert spredning, er det ikke mulig å ødelegge svulstcellene fullstendig. Denne fasen kan vare i årevis eller til og med tiår, der tumorcellene forblir i en latenstilstand og er klinisk usynlige. I løpet av denne tiden kan det imidlertid oppstå mutasjoner i tumorcellene som ytterligere fremmer deres evne til å unnslippe immunforsvaret.

6.1.3. Fluktfase

I den siste fasen klarer tumorcellene å unnslippe immunforsvarets kontroll fullstendig. Dette skjer ved hjelp av ulike **immunfluktmekanismer** som undertrykker eller omgår en effektiv immunrespons. De viktigste mekanismene omfatter

- **Nedregulering av tumorassosierte antigener**, noe som fører til at tumorcellene blir dårligere gjenkjent av immunforsvaret.

- **Utskillelse av immunsuppressive cytokiner** som TGF-β og IL-10, som hemmer aktiviteten til immuncellene.

- **Uttrykk av immunkontrollmolekyler**, for eksempel PD-L1 (programmed death ligand 1), som hemmer aktiviteten til T-celler ved å binde seg til PD-1-reseptoren på overflaten. Dette blokkerer funksjonen til cytotoksiske T-celler, slik at tumorcellene kan vokse uhindret.

Et sentralt element i immunforsvaret mot svulster er aktivering **av cytotoksiske T-celler (CD8+ T-celler)**. Disse spesialiserte immuncellene er i stand til spesifikt å gjenkjenne og ødelegge tumorceller. **Tumorantigener**, som kan være enten tumorspesifikke eller tumorassosierte, spiller en avgjørende rolle i denne prosessen. Disse antigenene presenteres for T-cellene via det **store histokompatibilitetskomplekset (MHC)** på overflaten av antigenpresenterende celler (APC-er), særlig dendrittiske celler.

I tillegg til T-celler er også **naturlige dreperceller (NK-celler)** av stor betydning. I motsetning til T-celler gjenkjenner NK-celler unormale celler uavhengig av MHC-presentasjon og kan drepe tumorceller direkte. **Makrofager** er også involvert, og de eliminerer unormale celler gjennom sin fagocytosefunksjon og påvirker tumormiljøet gjennom produksjon av betennelsesfremmende eller -hemmende mediatorer.

6.2 CAR-T-celleterapi for hudkreft

CAR-T-celleterapi (Chimeric Antigen Receptor T-Cell Therapy) har de siste årene utviklet seg til å bli en av de mest innovative og lovende tilnærmingene **innen persontilpasset immunterapi mot kreft**. Denne formen for celleterapi er basert på genetisk modifisering av kroppens egne T-lymfocytter, noe som gjør dem i stand til å gjenkjenne og eliminere tumorceller på en målrettet og svært spesifikk måte. CAR-T-celleterapi har allerede oppnådd betydelig klinisk suksess, særlig innen **hematologiske maligniteter som akutt lymfoblastisk leukemi (ALL), diffust storcellet B-cellelymfom (DLBCL)** og andre B-cellelymfomer. Godkjenningen av flere CAR-T-produkter av internasjonale legemiddelmyndigheter (som FDA og EMA) understreker den kliniske relevansen av denne tilnærmingen.

De siste årene har CAR-T-celleterapi fått stadig større oppmerksomhet i behandlingen av **solide svulster**, inkludert ulike former for **hudkreft**, særlig **malignt melanom**, en av de mest aggressive og behandlingsresistente formene for hudkreft.

6.2.1 Hvordan CAR-T-celleterapi fungerer

Ved CAR T-celleterapi blir T-celler først fjernet fra pasientens perifere blod i en kompleks prosedyre. Deretter **blir disse cellene genmodifisert** i laboratoriet, vanligvis ved hjelp av virusvektorer (f.eks. lentivirale eller retrovirale vektorer), for å overføre et kunstig konstruert gen til T-cellene. Dette genet koder for den **kimære antigenreseptoren (CAR),** som består av flere funksjonelle komponenter:

- **Ekstracellulært antigenbindingsdomene,** ofte basert på et enkeltkjedet antistofffragment (scFv) som binder seg spesifikt til et tumorantigen.

- **Transmembranregion** som forankrer reseptoren stabilt i cellemembranen.

- **Intracellulære signaldomener** som fører til aktivering av T-celler, ofte kombinert fra CD3ζ og co-stimulerende signaler som CD28 eller 4-1BB (andre eller tredje generasjon CARs).

Denne kunstige reseptoren gjør det mulig for CAR-T-celler å gjenkjenne og ødelegge tumorceller direkte, **uavhengig av MHC-presentasjon** - en avgjørende fordel, ettersom mange svulster nedregulerer MHC-uttrykket for å unngå å bli gjenkjent av immunforsvaret.

6.2.2 CAR-T-celleterapi for hudkreft

Bruken av CAR-T-celleterapi mot hudkreft, særlig malignt melanom, befinner seg fortsatt i stor grad på det **kliniske utprøvingsstadiet.** Et viktig mål for forskningen er å **identifisere egnede tumorantigener** som både har et høyt tumorspesifikt uttrykk og et lavt uttrykk i friskt vev, slik at man kan minimere **off-target-effekter** og tilhørende bivirkninger.

Målantigenene som for tiden undersøkes, inkluderer

- **MART-1 (Melanoma Antigen Recognised by T-cells 1)**: Et differensieringsantigen som ofte uttrykkes i malignt melanom.

- **gp100**: Et annet melanomassosiert differensieringsantigen med potensiell relevans for immunterapi.

- **NY-ESO-1**: Et såkalt cancer testis-antigen som typisk uttrykkes i kjønnsceller og ulike svulster, inkludert melanomer.

Selv om disse antigenene er interessante målstrukturer, er utfordringen at noen av dem også uttrykkes i lave konsentrasjoner i normalt vev, noe som innebærer en risiko for alvorlige bivirkninger.

6.2.3 Utfordringer og begrensninger

Til tross for det enorme potensialet er det fortsatt en rekke betydelige utfordringer som må overvinnes når det gjelder bruk av CAR-T-celleterapi innen solide svulster og hudkreft i særdeleshet. Et av de sentrale problemene er heterogent antigenuttrykk. Tumorceller i en og samme svulst eller mellom ulike metastaser kan ha ulike antigenprofiler. Denne intratumorale og intertumorale heterogeniteten gjør det vanskelig å påvise og eliminere alle tumorceller, ettersom CAR-T-celler vanligvis er rettet mot et spesifikt antigen.

En annen viktig begrensende faktor er det immunsuppressive tumormikromiljøet (TME). I solide svulster kjennetegnes dette av tilstedeværelsen av en rekke immunsuppressive faktorer som TGF-β og IL-10, samt immunsuppressive celler, inkludert regulatoriske T-celler (Tregs) og myeloide suppressorceller. I tillegg hindrer fysiske barrierer som en tett ekstracellulær matriks og dårlig vaskularisering infiltrasjonen av CAR T-celler i tumorvevet, noe som ytterligere begrenser effekten.

I tillegg til disse biologiske utfordringene representerer også de til dels alvorlige bivirkningene og toksisitetene en betydelig hindring. Cytokinfrigjøringssyndrom (CRS) er en av de mest alvorlige akutte komplikasjonene ved CAR-T-celleterapi. Det kjennetegnes av en massiv frigjøring av proinflammatoriske cytokiner, noe som kan føre til feber, sirkulasjonssvikt og i verste fall multiorgansvikt. Nevrotoksiske komplikasjoner, som sammenfattes under betegnelsen ICANS (Immune effector Cell-Associated Neurotoxicity Syndrome), forekommer også hyppig. Disse kan gi alvorlige nevrologiske symptomer og i ekstreme tilfeller føre til koma.

En annen stor utfordring er forekomsten av tumorfluktmekanismer, særlig i form av såkalte antigentapsvarianter. Svulstceller er i stand til å miste målantigenet som er relevant for CAR-T-cellenes gjenkjenning, eller redusere uttrykket av det kraftig. Gjennom dette antigentapet unndrar tumorcellene seg immunovervåkning og dermed CAR-T-cellenes målrettede ødeleggelse, noe som i betydelig grad svekker behandlingens langtidseffekt.

6.2.4 Studiesituasjon

CAR-T-celleterapistudier for hudkreft og andre solide svulster utføres av et stort antall ulike aktører, som hver for seg bidrar med spesifikke interesser og ressurser til forskningen. Disse kan deles inn i fire hovedgrupper:

1. Akademiske forskningssentre og universitetssentre

Universiteter og medisinske forskningsinstitutter spiller en ledende rolle innen grunnforskning og i tidlige kliniske studier (fase I/II). Disse institusjonene er ofte de første til å identifisere nye målantigener og teste innovative CAR-design i prekliniske modeller.

Eksempler:

- **National Cancer Institute (NCI, USA)**: Ledende i utviklingen av T-cellebaserte immunterapier og gjennomføring av mange første studier på mennesker.

- **Memorial Sloan Kettering Cancer Center (USA)**: Har sin egen CAR-T-utviklingsplattform og driver intensiv forskning på solide svulster.

- **Universitetssykehuset i Heidelberg (Tyskland)**: Involvert i studier av genetisk modifisering av T-celler og immunterapi for solide svulster, inkludert hudkreft.

- **Charité Universitätsmedizin Berlin**: Gjennomfører kliniske studier på innovative immunterapeutiske tilnærminger, inkludert kombinasjonen av CAR-T-celler og sjekkpunkthemmere.

2. farmasøytiske og bioteknologiske selskaper

Store farmasøytiske selskaper og spesialiserte bioteknologiselskaper driver den kliniske utviklingen og kommersialiseringen. De har de økonomiske ressursene som skal til for å gjennomføre store multisenterstudier og den komplekse produksjonen av CAR-T-celleprodukter i samsvar med de høye regulatoriske kravene (GMP-standarder).

Eksempler:

- **Novartis**: Pioner innen CAR-T-celleterapi med det første godkjente produktet **Kymriah®**, og forsker også på utvidelse av indikasjonene til solide svulster.

- **Gilead Sciences (via Kite Pharma)**: Gjennomfører storskala studier på CAR-T-celler, blant annet innen solide svulster.

- **Adaptimmune**: Fokuserer på T-cellereseptorer og CAR-T-tilnærminger i solide svulster, særlig ved bruk av NY-ESO-1-spesifikke T-celler.

- **Poseida Therapeutics**: Utvikler neste generasjons CAR-T-celler som er designet for økt persistens og redusert toksisitet i solide svulster.

3. internasjonale forskningssamarbeid og nettverk

Mange studier gjennomføres i samarbeid mellom akademiske sentre, bedrifter og offentlige institusjoner. Disse nettverkene samler kunnskap, finansiering og teknologiske ressurser for å fremskynde overgangen fra preklinisk forskning til klinisk anvendelse.

Eksempler:

- **Parker Institute for Cancer Immunotherapy (USA)**: En sammenslutning av ledende kreftforskningssentre som spesielt fremmer utvikling og klinisk utprøving av immunterapeutiske metoder.

- **Cancer Research UK**: Støtter målrettede kliniske studier på immunterapi i Europa, blant annet innen CAR-T-celleterapi for solide svulster.

- **Den europeiske organisasjonen** for **forskning og behandling av kreft (EORTC)**: Koordinerer multinasjonale studier om immunterapi mot kreft.

4. statlige finansieringsorganisasjoner og regulerende myndigheter

Offentlige **institusjoner som US National Institutes of Health (NIH), German Cancer Aid** og **Det europeiske forskningsrådet (ERC)** finansierer spesielt innovative studier av CAR-T-celleterapi. De finansierer preklinisk forskning, tidlige kliniske studier og infrastruktur for komplekse celleterapisentre.

I tillegg spiller **tilsynsmyndigheter som FDA (USA) og EMA (EU)** en viktig rolle i godkjenningen av studieprotokoller, overvåkingen av pasientsikkerheten og godkjenningen av nye CAR-T-celleterapier.

Utviklingen av CAR-T-celleterapi for hudkreft er et tverrfaglig og internasjonalt prosjekt som bare er mulig gjennom et tett samarbeid mellom akademiske institusjoner, industrien, internasjonale forskningsnettverk og offentlige sponsorer. Mens akademiske sentre vanligvis utfører grunnforskning og tidlige proof-of-concept-studier, er det legemiddel- og bioteknologiselskaper som står for de storskala, godkjenningsrelevante studiene. Internasjonale konsortier sørger for at kunnskap deles effektivt, og at kliniske fremskritt kan realiseres raskere.

6.2.5 Tabellarisk oversikt over de kliniske studiene

1. Aktuelle kliniske studier på CAR-T-celleterapi for hudkreft og solide svulster:

Studie-ID/navn	Målantigen(er)	Tumorenhet	Fase	Ansvarlig institusjon/sponsor	Status
NCT00902044	MART-1	Malignt melanom	Fase I	Det nasjonale kreftinstituttet (NCI, USA)	Fullført (sikkerhet undersøkt)
NCT02366546	NY-ESO-1	Malignt melanom	Fase I/II	Adaptimmune / Memorial Sloan Kettering (USA)	Løpende
NCT03638206	NY-ESO-1 + Anti-PD-1	Malignt melanom	Fase I/II	Adaptimmune, University of Texas MD Anderson Cancer Centre	Løpende

Studie-ID/navn	Målantigen(er)	Tumorenhet	Fase	Ansvarlig institusjon/sponsor	Status
NCT03726515	gp100	Malignt melanom	Fase I	Fred Hutchinson Cancer Center (USA)	Pågående (lokal CAR-T-applikasjon)
NCT04588600	Tyrosinase + MART-1	Malignt melanom	Preklinisk/tidlig fase I	Tsinghua-universitetet / Kina	Rekruttering
NCT04438083	CAR med flere mål (MART-1, gp100, NY-ESO-1)	Malignt melanom	Fase I	Shanghai GeneChem Co, Ltd (Kina)	Løpende
NCT05180420	Claudin 18,2	Solide svulster (inkl. hudkreft)	Fase I	CARsgen Therapeutics (Kina)	Løpende
NCT04153799	MAGE-A4 / NY-ESO-1	Faste svulster	Fase I/II	GSK (GlaxoSmithKline)	Løpende

2. Forklaringer til tabellen

- **Studie-ID/navn**: Offisielt registreringsnummer på clinicaltrials.gov eller nasjonale registre.

- **Målantigen(er)**: De antigenene som CAR-T-cellene er rettet mot.

- **Tumorenhet:** De tumortypene som studien fokuserer på.

- **Fase:** Studiens utviklingsstadium (fase I = sikkerhet; fase II = effekt; fase III = sammenligning med standardbehandling).

- **Ansvarlig institusjon/sponsor:** Hovedsponsor for studien, enten en akademisk institusjon eller et farmasøytisk/bioteknologisk selskap.

- **Status:** Angir om studien er aktiv, avsluttet eller fortsatt i rekrutteringsfasen.

6.2.6 Perspektiver og fremtidsutsikter

Til tross for disse begrensningene anses CAR-T-celleterapi fortsatt som et lovende håp for behandling av **refraktær hudkreft**. Pågående kliniske studier undersøker ulike strategier for å forbedre effekten av behandlingen, blant annet

- **Multispesifikke CARs** som gjenkjenner flere antigener samtidig for å motvirke antigenheterogenitet.

- **Pansrede CAR-T-celler** som uttrykker tilleggsgener for cytokiner eller kostimulatoriske molekyler for å øke T-cellenes overlevelsesevne og effektivitet i tumormikromiljøet.

- **Lokal eller regional administrering av CAR-T-celler** for å fremme akkumulering i tumorvev og redusere systemiske bivirkninger.

- Kombinasjonsbehandlinger med **sjekkpunkthemmere** eller **onkolytiske virus for** å modifisere tumormikromiljøet og øke CAR-T-cellenes aktivitet.

Til tross for de utfordringene som finnes, har CAR-T-celleterapi et enormt potensial til å endre behandlingen av hudkreft - særlig avanserte og behandlingsresistente former - på lang sikt. Etter hvert som den kliniske forskningen skrider frem og CAR-teknologien videreutvikles, kan effektive og trygge behandlingsalternativer for pasienter med malignt melanom og andre typer hudkreft bli tilgjengelige i fremtiden.

6.3 Tumorvaksiner - konsepter og kliniske resultater

Utviklingen av **tumorvaksiner** representerer en annen innovativ og lovende tilnærming innen moderne **immunterapi mot kreft**. I motsetning til profylaktiske vaksiner, som er ment å beskytte mot smittsomme sykdommer, fungerer tumorvaksiner som **terapeutiske vaksiner** som har som mål å mobilisere immunforsvaret spesifikt mot eksisterende svulster. Hensikten er å indusere en spesifikk og langvarig immunrespons mot tumorceller for å forhindre sykdomsutvikling, redusere tilbakefall og forbedre tumorkontrollen.

Den sentrale virkningsmekanismen er basert på sensitivisering av immunsystemet for spesifikke **tumorantigener**, noe som resulterer i målrettet aktivering av **cytotoksiske T-celler (CD8+) og hjelper-T-celler (CD4+)**. Resultatet er at tumorceller som uttrykker disse antigenene, blir effektivt gjenkjent og ødelagt av immunsystemet.

6.3.1 Kategorier av tumorvaksiner

Peptidbaserte vaksiner

Disse vaksinene inneholder syntetisk fremstilte korte peptider som representerer spesifikke tumorantigener. De administreres til pasienten for å utløse en antigenspesifikk T-cellerespons. Peptidvaksiner er billige å produsere og enkle å standardisere. Effektiviteten er imidlertid ofte begrenset av behovet for en egnet MHC-presentasjon og deres relativt lave immunogenisitet. Derfor brukes det ofte adjuvanser for å forsterke immunresponsen.

Dendrittisk cellevaksine (DC-vaksine)

Dette innebærer at pasientens egne dendrittiske celler isoleres ex vivo, lastes med tumorantigener (vanligvis peptider, proteiner eller mRNA) og deretter reinfunderes til pasienten. Dendrittiske celler er de mest profesjonelle antigenpresenterende cellene, og de spiller en avgjørende rolle i aktiveringen av T-celler. Denne formen for vaksinasjon har potensial til å utløse spesielt sterke cellulære immunresponser.

mRNA- og DNA-baserte vaksiner

Disse moderne vaksinene er basert på tilførsel av genetisk materiale (mRNA eller DNA) som inneholder informasjon om tumorassosierte antigener. Etter opptak i kroppens egne celler produseres disse antigenene direkte i kroppen og presenteres for immunforsvaret. mRNA-vaksiner har den fordelen at de raskt og individuelt kan tilpasses de genetiske mutasjonene i en svulst. De anses som spesielt lovende innen persontilpasset kreftbehandling, ettersom de øker immunresponsen på en målrettet måte og gir stor fleksibilitet i valg av antigen.

6.3.2 Situasjonen for kliniske studier av tumorvaksiner mot hudkreft

Forskningen på tumorvaksiner mot malignt melanom og andre typer hudkreft har skutt fart de siste årene. Særlig mRNA-teknologien, som ble utprøvd med stor suksess under covid-19-pandemien, brukes nå også intensivt i immunterapi mot kreft.

6.3.3 Viktige aktuelle studier og utviklingstrekk

Studie-ID/navn	Type vaksine	Tumorenhet	Fase	Sponsor / institusjon	Status
NCT03897881	mRNA (BNT111)	Malignt melanom	Fase II	BioNTech / Genentech (Roche)	Løpende
NCT02410733	Vaksine med dendritiske celler	Malignt melanom	Fase II	Duke University (USA)	Ferdigstilt
NCT03929029	Peptidvaksine (IMA901)	Malignt melanom	Fase I/II	Immatics Biotechnologies (Tyskland)	Løpende

Studie-ID/navn	Type vaksine	Tumorenhet	Fase	Sponsor / institusjon	Status
NCT04526899	mRNA (BNT122 / RO7198457)	Solide svulster, inkludert melanom	Fase I/II	BioNTech / Genentech (Roche)	Løpende
NCT03313778	mRNA-personaliserte vaksiner	Malignt melanom	Fase I	BioNTech / Genentech (Roche)	Fullført (positive resultater)

6.3.4 Resultater som skal vektlegges

- BioNTechs **BNT111-vaksine** er rettet mot de tumorassosierte antigenene NY-ESO-1, MAGE-A3, tyrosinase og TPTE. Positive interimresultater er allerede rapportert i den pågående **fase II-studien (NCT03897881)**, som indikerer en signifikant **aktivering av tumorspesifikke T-celler og en forbedret sykdomsfri overlevelse** hos pasienter med avansert malignt melanom.

- I studien **NCT03313778** ble det testet **en individualisert mRNA-vaksine (BNT122)** basert på de spesifikke mutasjonene i pasientenes respektive svulster. De første resultatene viser at den persontilpassede vaksinen kan utløse en sterk immunrespons og redusere risikoen for tilbakefall betydelig.

- Dendritiske cellevaksiner, som undersøkt i **NCT02410733-studien**, har vist seg å være spesielt effektive når det gjelder å indusere cellulære immunresponser. Den kliniske effekten er imidlertid fortsatt begrenset sammenlignet med mRNA-baserte tilnærminger, særlig på grunn av den komplekse produksjonen og de høye kostnadene.

6.3.5 Fremtidsutsikter

Strategier for tumorvaksiner utvikler seg i stadig større grad i retning av **individualiserte og** persontilpassede **terapier**, der svulstenes genetiske profil analyseres i detalj, og skreddersydde vaksiner produseres. Det forskes intenst på kombinasjonen av tumorvaksiner med andre immunmodulerende behandlinger, som **sjekkpunkthemmere (anti-PD-1/PD-L1), for** å oppnå synergieffekter og øke effekten.

Kombinasjonen **av mRNA-baserte vaksiner og sjekkpunktblokkade** anses som svært lovende, særlig når det gjelder malignt melanom, for å oppnå både en sterk primingrespons og en effektiv reversering av tumorimmunsupresjon.

6.4 Onkolytiske virus i behandling av hudkreft

Onkolytiske virus representerer en lovende ny klasse av legemidler i kreftbehandlingen. Dette er genmodifiserte eller naturlig forekommende virus som selektivt infiserer og ødelegger tumorceller, mens de friske cellene i stor grad skånes. Denne selektiviteten oppnås ved hjelp av ulike mekanismer, for eksempel målrettet demping av virusgener som er nødvendige for replikasjon i friske celler, eller innføring av tumorspesifikke promotorer som bare tillater virusreplikasjon i degenererte celler.

De onkolytiske virusene har to hovedeffekter: På den ene siden forårsaker de direkte cytolyse av de infiserte tumorcellene gjennom virusreplikasjon og ødeleggelse av cellemembranen. For det andre frigjør de tumorassosierte antigener (TAA) og faresignaler (DAMP, PAMP) gjennom lysis, som gjenkjennes av immunforsvaret. Dette utløser en robust anti-tumorimmunrespons som også kan påvirke ikke-infiserte tumorceller - en effekt som kalles "abscopal-effekten".

Talimogene Laherparepvec (T-VEC) er det eneste onkolytiske viruset som hittil er godkjent for behandling av hudkreft i Europa og USA. Dette er et genmodifisert herpes simplex-virus type 1 (HSV-1) der genene for viruspatogenitet (inkludert ICP34.5) er fjernet for å øke sikkerheten. I tillegg er det satt inn et gen for human granulocytt-makrofag kolonistimulerende faktor (GM-CSF). Dette cytokinet bidrar til rekruttering og modning av antigenpresenterende celler, særlig dendrittiske celler, som spiller en nøkkelrolle i aktiveringen av cytotoksiske T-celler.

T-VEC injiseres direkte i svulsten, vanligvis hos pasienter med lokalt avansert eller inoperabelt malignt melanom. Den intratumorale applikasjonen muliggjør en høy viruskonsentrasjon på virkningsstedet med minimal systemisk toksisitet. Kliniske studier, særlig fase III-studien OPTiM, viste at T-VEC oppnådde betydelig høyere responsrater sammenlignet med GM-CSF alene, inkludert komplette remisjoner. Det er spesielt bemerkelsesverdig at T-VEC ikke bare kan krympe injiserte svulster, men også redusere ikke-injiserte metastaser - en indikasjon på en aktivert systemisk immunrespons.

6.4.1 Aktuell forskning

For tiden fokuserer klinisk forskning i økende grad på **kombinasjonen av onkolytiske virus med immunsjekkpunkthemmere** (f.eks. anti-PD-1- eller anti-CTLA-4-antistoffer). Disse kombinasjonsbehandlingene ser ut til å være mer effektive, ettersom tumorantigenene som frigjøres ved viruslysen, fungerer som en "vaksine in situ" og fremmer T-celleresponsen. Samtidig overstyrer sjekkpunkthemmerne immunsystemets bremsemekanismer som normalt beskytter tumorceller mot immunovervåkning. Prekliniske studier og innledende kliniske data tyder på synergistiske effekter, særlig hos pasienter som ikke tidligere har respondert på sjekkpunkthemmere.

Fremtidige forskningstilnærminger vil fokusere på utvikling av nye onkolytiske virus med forbedret tumorspesifisitet, økt immunogen cellelyse og muligheten for å integrere ytterligere terapeutiske gener (f.eks. for cytokiner, bispesifikke antistoffer eller kostimulatorer) i virusgenomet. For tiden forskes det også intensivt på bruk i andre hudsvulster, som merkelcellekarsinom eller kutan plateepitelkarsinom.

6.4.2 Tabellarisk oversikt: Onkolytiske virus i hudkreftbehandling

Aspekt	Beskrivelse av
Definisjon av	Virus som selektivt infiserer og ødelegger tumorceller, mens friske celler skånes.
Virkningsmekanismer	1. Direkte onkolyse gjennom virusreplikasjon 2. Frigjøring av tumorassosierte antigener (TAA) 3. Induksjon av systemisk immunrespons 4. Frigjøring av immunmodulatorer (f.eks. GM-CSF)
Autorisert virus	Talimogene Laherparepvec (T-VEC) - modifisert HSV-1, kodet for GM-CSF
Indikasjon	Lokalt avansert eller inoperabelt malignt melanom
Søknad	Intratumoural injeksjon
Immunologiske effekter	Aktivering av dendrittiske celler, $CD8^+$ -T-celler og NK-celler; mulige abskopale effekter
Kombinasjonsbehandlinger	Sjekkpunkthemmere (f.eks. pembrolizumab, ipilimumab) - synergisme gjennom opphevelse av immunhemming
Fordeler	Lokal tumorødeleggelse pluss systemisk immunaktivering; lav systemisk toksisitet
Utfordringene	Tumorheterogenitet, antiviral immunitet, begrenset penetrasjon i solide svulster
Fremtidsutsikter	- Kombinasjon med målrettet terapi og mRNA-vaksiner - Integrering av immunmodulerende gener - Anvendelse i andre hudsvulster (f.eks. Merkelcellekarsinom)

6.5 Sjekkpunkthemmere

Sjekkpunkthemmere har de siste årene endret behandlingen av hudkreft - særlig malignt melanom - fundamentalt, og anses nå som en integrert del av den systemiske behandlingen av fremskredne eller metastaserte sykdommer. De er basert på prinsippet om å blokkere hemmende signaler som beskytter immunsystemet mot overdreven aktivitet under fysiologiske forhold, men som bidrar til immunundvikelse i tumorsammenheng.

6.5.1 Virkningsmekanisme

Under normale omstendigheter hindrer såkalte immunsjekkpunkter som **CTLA-4 (Cytotoxic T-Lymphocyte Antigen-4)** og **PD-1 (Programmed Cell Death-1)** eller dens ligand **PD-L1** T-celler i å angripe kroppens eget vev. Mange svulster bruker disse signalveiene for å unndra seg immunovervåkning. Sjekkpunkthemmere retter seg mot disse hemmende reseptorene og blokkerer dem ved hjelp av monoklonale antistoffer. Dette reaktiverer T-cellene, slik at de kan gjenkjenne og angripe tumorceller igjen.

- **CTLA-4-hemmere** som **ipilimumab** har en tidlig effekt på T-celleaktivering, spesielt i lymfatiske organer.

- **PD-1-hemmere** som **nivolumab** eller **pembrolizumab** angriper i periferien, særlig i tumormikromiljøet, og forhindrer at aktiverte T-celler uttømmes der.

6.5.2 Indikasjoner

I dag brukes sjekkpunkthemmere hovedsakelig mot følgende typer hudkreft

- **Malignt melanom**: Både i metastatisk stadium og adjuvant etter fullstendig tumorreseksjon hos høyrisikopasienter (stadium III-IV).
- **Merkelcellekarsinom**: Svært immunogen; god responsrate på PD-1/PD-L1-hemmere som avelumab.
- **Plateepitelkarsinom i huden (CSCC)**: Godkjent i avanserte eller inoperable tilfeller, f.eks. cemiplimab.
- **Andre kutane svulster**: I enkelttilfeller eller som del av kliniske studier (f.eks. atypiske fibroksantomer, Kaposis sarkom).

6.5.3 Klinisk effekt

En rekke studier har vist at sjekkpunkthemmere har god effekt. For metastatisk melanom er den objektive responsraten (ORR) med PD-1-hemmere rundt **40 %**, og rundt **15-20 %** av pasientene oppnår **langvarig remisjon**. I kombinasjon med CTLA-4-hemmere øker responsraten til **ca. 55-60 %**, selv om dette er forbundet med en økt forekomst av behandlingsrelaterte bivirkninger.

Det er også klare fordeler i den adjuvante situasjonen: Studier som **KEYNOTE-054** (pembrolizumab) eller **CheckMate-238** (nivolumab vs. ipilimumab) viser en betydelig forbedring i tilbakefallsfri overlevelse (RFS) hos pasienter med reseksert stadium III-melanom.

JAVELIN Merkel 200-studien på merkelcellekarsinom viste en **varig respons hos rundt 30 %** av **pasientene** med avelumab - et betydelig fremskritt for denne tidligere vanskelig behandlelige tumorenheten.

6.5.4 Bivirkninger og håndtering

Selv om sjekkpunkthemmere generelt tolereres bedre enn klassisk kjemoterapi, kan de forårsake **immunmedierte bivirkninger (irAE)**. Disse inkluderer

- Dermatologiske reaksjoner (eksantem, kløe)
- Gastrointestinale toksisiteter (kolitt)
- Endokrine dysfunksjoner (hypofysitt, tyreoiditt)
- Hepatitt, pneumonitt, nefritt

Disse bivirkningene skyldes en uspesifikk aktivering av immunsystemet og må oppdages tidlig, og behandles vanligvis med immunsuppresjon (f.eks. kortikosteroider).

6.5.5 Perspektiver

Til tross for suksessen er det ikke alle pasienter som responderer på behandling med sjekkpunkthemmere. Årsakene **til primær eller sekundær behandlingsresistens** er gjenstand for intensiv forskning. Relevante faktorer inkluderer

- Lav mutasjonsbyrde i svulsten
- Immunsuppressivt mikromiljø i svulsten
- Tap av MHC-I-molekyler eller antigenpresentasjon

For å overvinne denne resistensen kombineres sjekkpunkthemmere i økende grad med andre behandlingsformer - f.eks. målrettet behandling, onkolytiske virus, strålebehandling eller kreftvaksiner. Biomarkører som PD-L1-uttrykk, tumormutasjonsmengde eller sirkulerende immunceller er under utforskning for bedre å kunne forutsi respons.

Sjekkpunkthemmere har etablert seg som et revolusjonerende behandlingsalternativ innen hudkreftbehandling. De gir mulighet for langvarig tumorkontroll og til og med helbredelse av avansert malignt melanom og andre hudsvulster. De utfolder sitt fulle potensial særlig i forbindelse med kombinasjonsbehandlinger. Utfordringen i årene som kommer blir å individualisere disse terapiene ytterligere, forbedre toleransen og utvide tilgangen til innovative virkestoffer.

6.6 Adoptiv T-celleoverføring

Adoptiv T-celleoverføring (ACT) er en av de mest lovende og samtidig mest komplekse prosedyrene innen moderne immunterapi mot kreft. Kjernen i denne strategien er terapeutisk bruk av kroppens egne T-lymfocytter, som er spesifikt rettet mot tumorceller. I motsetning til systemisk administrerte immunterapeutika som sjekkpunkthemmere, er ACT basert på ex vivo-ekspansjon og reinfusjon av tumorreaktive T-celler. Målet er å generere en målrettet og forsterket immunrespons mot ondartede celler - med potensial for langvarig tumorkontroll eller til og med fullstendig remisjon.

6.5.1 Grunnleggende og prinsipp

I klinisk praksis har adoptiv T-celleoverføring så langt vist seg å være spesielt vellykket ved malignt melanom. Dette er et ideelt mål for immunologiske terapier på grunn av sin høye immunogenisitet. Prosessen begynner vanligvis med innsamling av T-celler fra selve svulstvevet eller fra pasientens perifere blod. Når det gjelder såkalte tumorinfiltrerende lymfocytter (TIL), isoleres immunceller fra et reseksert melanomfokus, og deretter multipliseres de i stort antall i laboratoriet ved hjelp av interleukin-2 (IL-2). Disse T-cellene er allerede pre-aktiverte og viser en naturlig gjenkjennelse av tumorantigener. Etter vellykket ekspansjon blir de ført tilbake til pasienten intravenøst - ofte etter en såkalt lymfodepletiv forbehandling med kjemoterapeutiske midler som cyklofosfamid og fludarabin for å skape plass til de nyinnførte immuncellene og maksimere deres effektivitet.

6.5.2 Studiesituasjon

Effektiviteten av denne strategien er imponerende dokumentert, særlig i studier utført av det amerikanske National Cancer Institute (NCI) under ledelse av Steven Rosenberg. I kliniske studier på tungt forbehandlede pasienter med metastaserende føflekkreft ble det beskrevet objektive responsrater på over 50 % og langvarige komplette remisjoner i rundt 20 % av tilfellene. Det er verdt å merke seg at disse resultatene ofte også ble oppnådd hos pasienter som tidligere ikke hadde respondert på sjekkpunkthemmere eller målrettede behandlinger. Adoptiv T-celleoverføring representerer derfor et verdifullt alternativ for behandlingsrefraktære forløp.

Utviklingen av standardiserte celleprodukter representerer et betydelig fremskritt i arbeidet med å omsette denne terapien til bred klinisk anvendelse. For eksempel er **Lifileucel**, et standardisert TIL-preparat, for tiden et ACT-produkt i sen klinisk utprøvingsfase. I den internasjonale fase III-studien TILVANCE-301 testes Lifileucel mot pembrolizumab i ikke-resektabel eller metastaserende melanom. De første resultatene tyder på en klinisk relevant forbedring i progresjonsfri overlevelse. Hvis denne studien er positiv, vil Lifileucel bli den første kommersielt tilgjengelige TIL-behandlingen for solide svulster noensinne.

6.5.3 Outlook

I tillegg til klassisk TIL-terapi utvikles det også genmodifiserte former for adoptiv T-celleoverføring. Disse går ut på å utstyre T-celler med kunstig introduserte T-cellereseptorer (TCR-er) som reagerer på spesifikke tumorantigener, for eksempel NY-ESO-1 eller MAGE-A. En enda mer eksperimentell variant er bruken av CAR-T-celler (Chimeric Antigen Receptor T Cells), der antigenbindingen skjer uavhengig av MHC. Mens CAR-T-celler allerede er en del av standardbehandlingen for hematologiske svulster som B-cellelymfom, er bruken av dem i solide svulster som melanom fortsatt i sin spede begynnelse og testes for tiden ut i prekliniske studier.

6.5.4 Fremtid

Til tross for sitt potensial er ACT-behandling forbundet med betydelige utfordringer. Produksjonen av TIL eller genmodifiserte T-celler er teknisk komplisert, tidkrevende og kostnadskrevende. I tillegg er ikke behandlingen egnet for alle pasienter, for eksempel ved utilstrekkelig størrelse på tumorbiopsien eller dårlig allmenntilstand. Den nødvendige lymfedrepende kondisjoneringen fører ofte til uttalte bivirkninger som myelosuppresjon, mottakelighet for infeksjoner eller slimhinneskader. Administrering av høydose IL-2, som er ment å støtte T-cellepersistens etter reinfusjon, er også forbundet med systemisk toksisitet og krever intensiv medisinsk overvåking. I tillegg forblir ikke de infunderte T-cellene i organismen på lang sikt eller virker effektivt mot tumorceller hos alle pasienter.

Til tross for disse begrensningene anses adoptiv T-celleoverføring som en milepæl innen persontilpasset immunterapi mot kreft. På grunn av den høye spesifisiteten, muligheten for å utnytte tumorspesifikke egenskaper og potensialet for langvarig kontroll åpner metoden for nye perspektiver, særlig for pasienter der etablerte behandlingsformer ikke har ført frem. Fremtiden for denne metoden ligger i videreutvikling til hyllevareprodukter, i forbedrede cellemodifikasjoner for å overvinne immunologiske barrierer i tumormikromiljøet og i kombinasjon med andre behandlingsstrategier som sjekkpunkthemmere, onkolytiske virus eller terapeutiske vaksiner.

I behandlingen av hudkreft - og særlig malignt melanom - kan ACT på sikt bli en fast bærebjelke i immunterapien. Det er sannsynlig at ACT vil utvikle seg fra å være et eksperimentelt behandlingsalternativ til å bli en standardisert, integrert komponent i komplekse behandlingsstrategier - med mål om å gjøre individuelt tilpassede og helbredende tilnærminger tilgjengelige for svulstsykdommer som er vanskelige å behandle.

6.5.5 Tabellarisk oversikt: Kliniske studier på adoptiv T-celleoverføring for hudkreft

Studienavn / ID	Terapeutisk tilnærming	Indikasjon/stadium	Fase / Status	Resultater / Spesielle funksjoner
TILVANCE-301	Lifileucel (TIL-behandling) vs. pembrolizumab	Ikke-resektabelt eller metastaserende melanom	Fase III / Pågående	Sammenligning av effekten av Lifileucel med pembrolizumab; resultater er ventet.
KEYNOTE-942	mRNA-4157/V940 (persontilpasset mRNA-vaksine) + pembrolizumab	Resorbert melanom (stadium III/IV)	Fase IIb fullført; fase III rekruttert	Adjuvant behandling for å forebygge tilbakefall; risikoreduksjon for tilbakefall eller død med 49 %.

Studienavn / ID	Terapeutisk tilnærming	Indikasjon/stadium	Fase / Status	Resultater / Spesielle funksjoner
NCT02320058	Dendritisk celleterapi + kryokirurgi + pembrolizumab	Melanom i stadium III-IV, ikke resektabelt	Fase Ib/II	Kombinasjon av lokal og systemisk immunaktivering; innovativ multimodal strategi.
ABC-studie	Nivolumab + pilimumab	Melanom i- med metastaser i hjernen	Fase II fullført	7-års overlevelsesrate på 51 %; betydelig forbedring sammenlignet med monoterapi.
ACTIVATE-studie	Adoptiv celleoverføring (ACT) + sjekkpunkthemmere	Avansert melanom	Fase I/II	Undersøkelse av kombinasjonen av ACT med immunsjekkpunkthemmere; resultater avventes.

Merk: Denne tabellen gir en oversikt over utvalgte studier og gjør ikke krav på å være uttømmende.

6.7 Kombinert immunterapi og multimodale tilnærminger til behandling av hudkreft

I moderne onkologi har det vist seg at kombinasjonen av ulike immunterapeutiske strategier eller kombinasjonen med andre terapeutiske prosedyrer kan føre til betydelig bedre behandlingsresultater enn monoterapi. Slike kombinerte tilnærminger har vist seg å være svært lovende, særlig når det gjelder avansert hudkreft, spesielt malignt melanom.

6.7.1 Eksempler

Et paradigmatisk eksempel er kombinasjonen av de to immunsjekkpunkthemmerne **nivolumab** (et anti-PD-1-antistoff) **og ipilimumab** (et anti-CTLA-4-antistoff). Begge legemidlene blokkerer ulike hemmende signaler som hindrer immunsystemet i å bekjempe tumorceller på en effektiv måte.

Mens CTLA-4 hovedsakelig virker i den tidlige fasen av T-celleaktiveringen i lymfevevet, griper PD-1 inn i tumormikromiljøet ved å forhindre at T-cellene i periferien tømmes. Kombinasjonen av disse to stoffene muliggjør en mer omfattende reaktivering av immunforsvaret. Kliniske studier som **CheckMate-067** har vist at denne doble blokkeringen gir betydelig høyere objektiv responsrate, lengre progresjonsfri overlevelse og bedre total overlevelse sammenlignet med monoterapi - om enn på bekostning av økt risiko for immunmedierte bivirkninger (f.eks. kolitt, hepatitt og hypofysitt).

Kombinasjonen av immunterapi med målrettede behandlinger, særlig hos pasienter med BRAF-mutert melanom, er også gjenstand for intensiv klinisk forskning. Hemming av BRAF V600-mutasjonsveien med BRAF-hemmere (f.eks. vemurafenib, dabrafenib) og MEK-hemmere (f.eks. trametinib) fører til rask tumorregresjon, selv om dette vanligvis bare er midlertidig. Ved å gi en immunkontrollpunkthemmer i tillegg er hensikten å omdanne kortvarig tumorkontroll til en langvarig immunrespons. De første resultatene fra studier som **IMspire150 og COMBI-i** indikerer en klinisk nytte av slike trippelkombinasjoner, selv om toksisitet og optimal behandlingsrekkefølge fortsatt er en utfordring.

En annen innovativ tilnærming er **kombinasjonen av immunterapi og strålebehandling**. Stråling fører til lokal ødeleggelse av tumorceller, noe som frigjør en rekke tumorantigener og "faresignaler" som kan stimulere immunforsvaret. Dette kan føre til aktivering av systemiske immunresponser - et fenomen som kalles **abskopaleffekten**. I kombinasjon med sjekkpunkthemmere kan denne effekten forsterkes ved at immunresponsen overføres til ikke-bestrålte metastaser. Innledende kliniske observasjoner og mindre studier har allerede vist dette potensialet, og større randomiserte studier er for tiden under gjennomføring.

6.7.2 Utfordringer

Til tross for disse lovende utsiktene er det fortsatt komplisert å implementere kombinerte tilnærminger. **Riktig valg av rekkefølge, dosering og kombinasjon av virkestoffer** er avgjørende for å oppnå en balanse mellom terapeutisk effekt og tolerabilitet. Samtidig aktivering av flere immunologiske mekanismer øker risikoen for alvorlige bivirkninger, særlig autoimmune reaksjoner som kan oppstå systemisk.

Utviklingen av kombinasjonsbehandlinger - både innen immunterapi og i kombinasjon med andre behandlingsformer - regnes som et av de mest dynamiske og fremtidsrettede forskningsfeltene innen onkologi. Målet er å bruke intelligente terapeutiske synergier for å kunne tilby persontilpassede og effektive behandlingsstrategier for pasienter med hudkreft.

6.7.3 Oversikt

Tabellarisk oversikt: Kombinasjonsbehandling av hudkreft

Kombinasjonstype	Eksempler på aktive ingredienser/prosesser	Mål / Effekt	Fordeler	Utfordringene
Kontrollpunkthemmer + kontrollpunkthemmer	Nivolumab (PD-1) + ipilimumab (CTLA-4)	Økt immunaktivering gjennom dobbel blokkering av hemmende signalveier	Økt responsrate og forlenget overlevelse	Høy forekomst av immunmedierte bivirkninger
Sjekkpunkthemmer + målrettet behandling	Anti-PD-1 (f.eks. pembrolizumab) + BRAF/MEK-hemmer (f.eks. dabrafenib + trametinib)	Kombinasjon av rask tumorkontroll og langvarig immunrespons	Synergistisk effekt i BRAF-muterte svulster	Komplekse toksisitetsprofiler, vanskelig sekvensering
Kontrollpunkthemmer + strålebehandling	Anti-PD-1 + lokal strålebehandling (f.eks. stereotaktisk)	Utnyttelse av abskopaleffekten for aktivering av systemet	Også mulig effekt på ikke-bestrålte metastaser	Optimale bestrålingsparametere fortsatt uklare
Kontrollpunkthemmer + onkolytisk virus	T-VEC + nivolumab	Virusindusert antigenfrigjøring + immunsjekkpunktblokkering	Forbedret immunrespons gjennom "vaksinasjon in situ"	Begrensede data, muligens antiviral immunitet som et hinder

Kombinasjonstype	Eksempler på aktive ingredienser/prosesser	Mål / Effekt	Fordeler	Utfordringene
Immunterapi + kjemoterapi (mindre vanlig ved melanom)	Anti-PD-1 + dakarbazin (historisk)	Kjemoterapi for å øke tumorimmunogeniteten	Potensielt bedre innledende respons	Immunsuppresjon mulig gjennom kjemoterapi
Trippelbehandling (målrettet + immunsjekkpunkt)	Atezolizumab + vemurafenib + cobimetinib	Kombinasjon av målrettet hemming + immunaktivering	Forbedret kontroll i studier (f.eks. IMspire150)	Økt giftighet, høy logistikkinnsats

Tabellarisk oversikt: Aktuelle kliniske studier på kombinasjonsbehandlinger for hudkreft

Studienavn / ID	Kombinasjonsbehandling	Indikasjon/stadium	Fase / Status	Mål / Spesielle funksjoner
KEYNOTE-942Moderna & Merck	mRNA-4157/V94 0 (person-tilpasset mRNA-vaksine) +	Resorbert melanom (stadium III/IV)	Fase IIb fullført;Fase e e III (V940-001) rekruttert	Adjuvant behandling for forebygging av tilbakefall ;

Studienavn / ID	Kombinasjonsbehandling	Indikasjon/stadium	Fase / Status	Mål / Spesielle funksjoner
	pembrolizumab			risikoreduksjon for tilbakefall eller død med 49 %.
TILVANCE-301 Iovance Biotherapeutics	Lifileucel (TIL-behandling) + pembrolizumab	Ikke-resektabelt eller metastaserende melanom	Fase III pågår	Sammenligning med pembrolizumab monoterapi; rettet mot pasienter med høy tumorbyrde

Studienavn / ID	Kombinasjonsbehandling	Indikasjon/stadium	Fase / Status	Mål / Spesielle funksjoner
NCT05629295UCSF	Nivolumab + cabozantinib	Mukosalt melanom	Fase II	Kombinasjon av immun- og tyrosinkinasehemming; fokus på sjeldne melanomsubtyper
NCT02320058Mayo Clinic	Dendritisk celleterapi + kryokirurgi + pembrolizumab	Melanom i stadium III-IV, ikke resektabelt	Fase Ib/II	Kombinasjon av lokal og systemisk immunaktivering; innovativ

Studienavn / ID	Kombinasjonsbehandling	Indikasjon/stadium	Fase / Status	Mål / Spesielle funksjoner
ABC-studie Melanoma Institute Australia	Nivolumab + ipilimumab	Melanom med metastaser i hjernen	Fase II fullført	multimodal strategi 7-års overlevelsesrate på 51 %; betydelig forbedring sammenlignet med monoterapi
Kombinasjonsvaksinasjon Moderna/MSD	mRNA-vaksine + immunterapi (MSD)	Hudkreft (melanom)	Fase II fullført	Risikoreduksjon for tilbakefall eller død med 49

Studienavn / ID	Kombinasjonsbehandling	Indikasjon/stadium	Fase / Status	Mål / Spesielle funksjoner
				%; markedslansering planlagt til 2025

Merk: Denne tabellen gir en oversikt over utvalgte studier og gjør ikke krav på å være uttømmende.

6.8 Bivirkninger og behandling av immunbaserte terapier

Med etableringen av immunbaserte terapier som sjekkpunkthemmere, adoptive T-celleterapier og onkolytiske virus har bivirkningsprofilen ved onkologisk behandling endret seg fundamentalt. Mens klassiske kjemoterapeutiske midler virker gjennom direkte cytotoksiske effekter på celler som formerer seg raskt - og dermed hovedsakelig forårsaker hematologiske, gastrointestinale og kutane bivirkninger - fører immunterapier til en aktivering av immunsystemet som i noen tilfeller går utover det terapeutisk tilsiktede nivået. Dette resulterer i *immunrelaterte bivirkninger* (irAE), som er rettet mot kroppens eget vev og potensielt kan påvirke alle organsystemer.

Disse bivirkningene er et uttrykk for en autoimmun prosess som utløses av behandlingen, der kroppens egne strukturer feilaktig oppfattes som fremmede og angripes. De oppstår vanligvis i løpet av de første ukene til månedene etter behandlingsstart, men kan også komme senere - noen ganger til og med måneder etter avsluttet behandling. Hyppigheten, alvorlighetsgraden og hvilket organsystem som rammes, avhenger av ulike faktorer, blant annet hvilket immunterapeutisk middel som brukes, kombinasjonen med andre immunmodulerende midler og pasientspesifikke egenskaper som genetisk predisposisjon eller eksisterende autoimmunitet.

De vanligste irAEene omfatter dermatologiske, gastrointestinale, endokrinologiske, lunge-, lever- og nyrekomplikasjoner.

Dermatologiske bivirkninger er vanligvis de første kliniske tegnene og forekommer hos opptil 40-50 % av pasientene som behandles med sjekkpunkthemmere. Disse omfatter makulopapuløst eksantem, kløe og, mer sjelden, lichenoide eller bulløse utbrudd. Særlig hos melanompasienter kan det oppstå vitiligo-lignende depigmentering - et fenomen som korrelerer med god respons på behandlingen, ettersom det gjenspeiler aktivering av melanocyttstyrte T-celler.

Gastrointestinale bivirkninger rammer hovedsakelig tykktarmen i form av immunmediert kolitt, som kan føre til behandlingsbegrensende diaré, magesmerter, feber og dehydrering. Forekomsten er mellom 5 og 20 %, avhengig av behandlingsform. I alvorlige tilfeller er det fare for perforasjon, og derfor er tidlig diagnose (inkludert endoskopi) og opptrapping av behandlingen avgjørende.

Endokrinopatier er spesielt snikende fordi de kan gi uspesifikke symptomer som tretthet, hodepine eller humørsvingninger. De vanligste er hypofysitt, tyreoiditt med begynnende hypertyreose og påfølgende hypotyreose, og binyrebarkinsuffisiens. Siden disse lidelsene potensielt kan vedvare livet ut, er det nødvendig med langvarig hormonell substitusjonsbehandling. Forekomsten er lavere med PD-1-hemmere enn med CTLA-4-hemmere, som er særlig forbundet med hypofysitt.

Pneumonitt, en immunmediert betennelse i lungevevet, er en sjelden, men potensielt livstruende bivirkning. Klinisk manifesterer den seg med hoste, dyspné og muligens feber. Radiologiske funn omfatter typisk et interstitielt infiltrat. Diagnosen stilles ved CT og utelukkelse av infeksiøse årsaker. Risikoen øker ved samtidig strålebehandling.

Hepatitt og **nefritt** forekommer også som en del av immunmedierte prosesser. En asymptomatisk økning i transaminaser er vanlig, mer alvorlig hepatitt med gulsott og koagulopati er sjelden, men krever umiddelbar immunsuppresjon. Immunindusert nefritt manifesterer seg vanligvis som interstitiell nefritt med økning i kreatinin, men kan også føre til glomerulonefritt.

Behandlingen av immunmedierte bivirkninger avhenger av alvorlighetsgraden (grad 1-4 i henhold til CTCAE-klassifiseringen). Ved milde symptomer er symptomatisk behandling og nøye overvåking ofte tilstrekkelig. Fra grad 2 bør immunterapi generelt seponeres , supplert med systemiske kortikosteroider. Alvorlige forløp (grad 3-4) krever administrering av høydose steroider (f.eks. prednisolon 1-2 mg/kg kroppsvekt) over flere uker med en langsom nedtrappingsfase. I steroidrefraktære tilfeller brukes andrelinje immunsuppressiva som infliximab (anti-TNFα), mykofenolatmofetil eller vedolizumab (mot kolitt). Disse substansene bør administreres i samråd med spesialiserte sentre.

Etterbehandling er en særlig utfordring, ettersom bivirkninger kan oppstå også etter avsluttet behandling. Pasientene må derfor informeres om mulige symptomer og ideelt sett få et immunterapikort som inneholder informasjon om pågående eller nylig avsluttet immunterapi i tilfelle akuttbehandling. Tverrfaglig samarbeid - spesielt med gastroenterologi, endokrinologi, dermatologi, lungesykdommer og nefrologi - er avgjørende for vellykket behandling.

Til tross for de til tider alvorlige bivirkningene, viser mange studier at forekomsten av immunmedierte komplikasjoner ikke nødvendigvis krever at behandlingen avbrytes. Tvert imot: Noen studier indikerer til og med at en moderat forekomst av irAE korrelerer med en forbedret klinisk respons - noe som støtter teorien om at en aktivert immunrespons kan rettes mot både friske og ondartede celler.

Samlet sett har forståelsen og håndteringen av immunmedierte bivirkninger gjort betydelige fremskritt de siste årene. De er ikke en kontraindikasjon mot bruk av immunbaserte behandlinger, men en utfordring som kan møtes med standardiserte protokoller, tidlig diagnose og tverrfaglig ekspertise.

6.9 Bibliografi - Kapittel 6: Fremskritt innen immunterapi

Andtbacka, R. H., Kaufman, H. L., Collichio, F., Amatruda, T., Senzer, N., Chesney, J., ... & Agarwala, S. S. (2015). *Talimogene Laherparepvec forbedrer varig responsrate hos pasienter med avansert melanom*. **Journal of Clinical Oncology, 33**(25), 2780-2788. https://doi.org/10.1200/JCO.2014.58.3377

Buchbinder, E. I., & Desai, A. (2016). *CTLA-4- og PD-1-banene: Likheter, forskjeller og implikasjoner av å hemme dem*. **American Journal of Clinical Oncology, 39**(1), 98-106. https://doi.org/10.1097/COC.0000000000000239

June, C. H., O'Connor, R. S., Kawalekar, O. U., Ghassemi, S., Milone, M. C., Wang, L., & Levine, B. L. (2018). *CAR T-celle immunterapi for kreft hos mennesker*. **Science, 359**(6382), 1361-1365. https://doi.org/10.1126/science.aar6711

Larkin, J., Chiarion-Sileni, V., Gonzalez, R., Grob, J. J., Rutkowski, P., Lao, C. D., ... & Hodi, F. S. (2019). *Fem års overlevelse med kombinert nivolumab og ipilimumab ved avansert melanom*. **The New England Journal of Medicine, 381**(16), 1535-1546. https://doi.org/10.1056/NEJMoa1910836

Ott, P. A., Wu, C. J., & Gubin, M. M. (2019). *Tumor-neoantigener som persontilpassede kreftvaksiner: Nylige fremskritt og kliniske implikasjoner*. **Nature Reviews Clinical Oncology, 16**(8), 464-472. https://doi.org/10.1038/s41571-019-0176-8

Ribas, A., & Wolchok, J. D. (2021). *Sjekkpunktblokkerende immunterapi mot kreft: Fremskritt og utfordringer*. **Nature Reviews**

Cancer, 21(5), 313-332. https://doi.org/10.1038/s41571-021-00495-4

Sahin, U., Derhovanessian, E., Miller, M., Kloke, B. P., Simon, P., Löwer, M., ... & Türeci, Ö. (2017). *Persontilpassede RNA-mutanomvaksiner mobiliserer polyspesifikk terapeutisk immunitet mot kreft.* **Nature, 547**(7662), 222-226. https://doi.org/10.1038/nature23003

Topalian, S. L., Taube, J. M., Anders, R. A., & Pardoll, D. M. (2016). *Mekanismedrevne biomarkører for å veilede immunkontrollpunktblokkade i kreftbehandling.* **Nature Reviews Cancer, 16**(5), 275-287. https://doi.org/10.1038/nrc.2016.36

Wolchok, J. D., Chiarion-Sileni, V., Gonzalez, R., Grob, J. J., Rutkowski, P., Lao, C. D., ... & Larkin, J. (2017). *Totaloverlevelse med kombinert nivolumab og ipilimumab ved avansert melanom.* **The New England Journal of Medicine, 377**(14), 1345-1356. https://doi.org/10.1056/NEJMoa1709684

Kapittel 7: Moderne strålebehandlingsprosedyrer

7.1 Grunnleggende om strålebehandling av hudkreft

Strålebehandling er en av de eldste og mest etablerte behandlingsmetodene innen onkologi. Ved hjelp av ioniserende stråling påføres tumorcellenes DNA irreversibel skade, slik at de ikke kan dele seg. Mens strålebehandling av hudkreft tradisjonelt først og fremst ble brukt på inoperable svulster eller pasienter med høy kirurgisk risiko, har den utviklet seg til å bli et svært effektivt og ofte organbevarende behandlingsalternativ etter at moderne, presise strålebehandlingsteknikker kom på markedet.

Den biologiske effekten av strålebehandling er basert på den direkte skaden på DNA gjennom dobbeltstrengbrudd og den indirekte effekten gjennom dannelsen av frie radikaler, som fører til oksidativ skade på cellekomponenter. Tumorceller har vanligvis et mangelfullt reparasjonssystem for DNA-skader, noe som gjør dem spesielt utsatt for stråleindusert celledestruksjon.

I dag brukes strålebehandling både i kurativ og palliativ hensikt. Kurative behandlinger har som mål å oppnå fullstendig tumorkontroll, mens palliative behandlinger først og fremst brukes til å kontrollere symptomene på fremskredne eller metastaserende svulster.

7.2 Stereotaktisk strålebehandling ved behandling av hudkreft

Stereotaktisk strålebehandling, også kjent som *stereotaktisk kroppsstrålebehandling* (SBRT), er en bildeveiledet strålebehandling med høy presisjon som i økende grad brukes i behandlingen av hudkreft og spesielt metastaser. I motsetning til konvensjonell strålebehandling, der daglige fraksjoner med relativt lave individuelle doser ofte administreres over flere uker, muliggjør SBRT målrettet bruk av svært høye individuelle doser i løpet av noen få behandlingsøkter - vanligvis mellom én og fem fraksjoner.

7.2.1 Virkemåte

Denne presisjonen er basert på nøyaktig tredimensjonal lokalisering av målvolumet ved hjelp av høyoppløselig bildebehandling som computertomografi (CT), magnetisk resonanstomografi (MR) og positronemisjonstomografi (PET-CT). Under planleggingsprosessen registreres tumorvolumet med millimeterpresisjon og integreres i strålefeltet, samtidig som det tas hensyn til organbevegelser (f.eks. pusting og tarmperistaltikk). Takket være moderne lineærakseleratorer og spesialiserte systemer som **CyberKnife®**, **TrueBeam®** eller **Gamma Knife®** kan strålingen fokuseres på svulstområdet fra en rekke retninger og vinkler, samtidig som det omkringliggende friske vevet skånes så godt som mulig. Kombinasjonen av robotstyrt stråleføring, integrert bildebehandling og bevegelseskompensasjon muliggjør millimeterpresis strålebehandling, selv på vanskelig tilgjengelige steder.

7.2.2 Anvendelse i hudkreftbehandling

Ved behandling av hudkreft brukes SBRT først og fremst i situasjoner der kirurgiske tiltak ikke er mulig eller er forbundet med uforholdsmessig høy risiko. Dette gjelder **særlig inoperable primærsvulster eller tilbakefall** samt **metastaser på funksjonelt kritiske eller vanskelig tilgjengelige steder**, som hjerne, lunger, lever eller skjelettsystem. SBRT er særlig interessant for pasienter med **oligometastatisk melanom**, det vil si pasienter som har et begrenset antall metastaser, vanligvis definert som maksimalt fem. I denne konstellasjonen kan fokusert strålebehandling med høye doser føre til en betydelig forlengelse av progresjonsfri overlevelse, og i noen tilfeller til og med til langvarig tumorkontroll.

En annen fordel med SBRT er at **den totale varigheten av strålebehandlingen reduseres**. I stedet for å bli bestrålt daglig over flere uker, kan behandlingen fullføres på bare noen få økter, noe som ikke bare forbedrer pasientens livskvalitet, men også har logistiske fordeler. I tillegg er den akutte toksisiteten ofte lavere sammenlignet med konvensjonell strålebehandling, ettersom det friske vevet i stor grad skånes takket være den nøyaktige dosekonsentrasjonen.

Den biologiske effekten av SBRT skiller seg fundamentalt fra effekten av konvensjonell fraksjonering. De høye enkeltdosene fører til direkte DNA-skade i tumorceller og til ødeleggelse av tumorens vaskularisering, noe som øker den lokale effekten. I tillegg frigjør celledød proinflammatoriske signaler og tumorassosierte antigener som kan stimulere immunforsvaret. Dette fenomenet er særlig relevant i forbindelse med den såkalte **abscopaleffekten**, der lokal strålebehandling utløser en systemisk immunrespons som også kan angripe fjerne, ikke-bestrålte svulstfoci. I kombinasjon med **sjekkpunkthemmere** eller **onkolytiske virus** kan denne effekten forsterkes - et lovende forskningsområde som for tiden undersøkes i en rekke kliniske studier.

7.2.3 Effektivitet

Kliniske data bekrefter den høye effektiviteten og sikkerheten ved SBRT hos hudkreftpasienter. Stereotaktisk strålekirurgi gir utmerket lokal tumorkontroll, som ofte kan sammenlignes med kirurgisk reseksjon, særlig ved hjernemetastaser forårsaket av malignt melanom. Lokal kontroll på over 85 % har også blitt oppnådd i studier av lunge- eller levermetastaser - med minimale behandlingsrelaterte bivirkninger. Langtidstoleransen beskrives som god, og alvorlige seneffekter forekommer sjelden.

Alt i alt representerer SBRT et topp moderne, minimalt invasivt behandlingsalternativ i behandlingen av hudkreft, som kan brukes både som et primært tiltak og som en del av multimodale behandlingskonsepter. SBRT forventes å spille en stadig viktigere rolle i fremtiden - særlig i kombinasjon med systemisk immunterapi og hos nøye utvalgte pasienter med oligometastatisk sykdom. En forutsetning for vellykket bruk er imidlertid en presis indikasjon, tverrfaglig koordinering og teknisk ekspertise ved spesialiserte sentre.

7.2.4 Tabellarisk oversikt

Tabell: Stereotaktisk strålebehandling (SBRT) for hudkreft

Aspekt	detaljer
Viktigste indikasjoner	- Inoperable primærtumorer eller tilbakefall (f.eks. melanom)- Hjernemetastaser (1-5 lesjoner)- Lunge-, lever- eller benmetastaser- Oligometastatisk sykdom ($\leq$ 5 metastaser)
Målsetting	- Lokal tumorkontroll - symptomlindring - potensiell forlengelse av overlevelse ved oligometastatisk sykdom
Typisk fraksjonering	- 1-5 fraksjoner - Dose per fraksjon: 8-20 Gy - Total dose: 24-60 Gy (avhengig av lokalisasjon og målvolum)
Enheter / systemer som brukes	- CyberKnife®- Gamma Knife® (spesielt hjernen)- TrueBeam®, Edge™ (Varian)- Vero, ExacTrac, TomoTherapy®
Avbildningsmodaliteter for planlegging	- CT (4D-CT for bevegelige målvolumer)- MR (for bløtvevskontrast, spesielt hjerne)- PET-CT (for systemisk tumorsykdom for å skille aktive metastaser)
Biologiske effekter	- Direkte DNA-skade - Vaskulær ødeleggelse i tumorvev - Immunmodulering (frigjorte antigener, DAMPs) - Potensial for abscopal effekt
Mulige kombinasjoner	- Immunsjekkpunkthemmere (f.eks. nivolumab, pembrolizumab)- Onkolytiske virus- Systemisk målrettet behandling (f.eks. BRAF/MEK-hemmere)
Kliniske resultater (utvalg)	- Lokal kontroll > 85 % ved hjerne- og lungemetastaser - Overlevelsesfordel ved oligometastatisk melanom i retrospektive studier - Lav akutt toksisitet, sjeldne seneffekter

Aspekt	detaljer
Fordeler	- Høy presisjon og beskyttelse av friskt vev - Kort behandlingstid - Kan utføres poliklinisk - Synergistisk med immunterapi
Begrensninger	- Kun egnet for klart definerte lesjoner - Risiko for senradiogene effekter ved ugunstig lokalisasjon - Kompleks planlegging, høye tekniske krav

7.3 Partikkelterapi mot hudkreft: proton- og tungionbestråling

Partikkelterapi - som en samlebetegnelse for bestrålingsprosedyrer som bruker ladede partikler - omfatter særlig **proton**- og **tungionterapi**. I motsetning til konvensjonell strålebehandling, der man bruker fotoner (f.eks. røntgenstråler), bruker partikkelterapi elektrisk ladede partikler med masse. Disse fysiske forskjellene har betydelige konsekvenser for dosefordelingen i vevet og åpner for nye behandlingsmuligheter - spesielt for hudkreft i anatomisk kritiske områder eller i situasjoner med rebestråling.

7.3.1 Virkemåte

Den avgjørende fysiske fordelen med protonterapi ligger i den såkalte **Bragg-topp-effekten**. Mens fotoner kontinuerlig frigjør energi i vevet, frigjør protoner mesteparten av energien sin først mot slutten av rekkevidden - nettopp i målvolumet. Etter dette punktet faller dosen til nesten null. Det betyr at svulstvevet kan bestråles i høye doser, mens det omkringliggende friske vevet, særlig følsomme strukturer som nerver, øyne, spyttkjertler eller hjernen, i stor grad skånes. Dette er spesielt fordelaktig ved svulster **i hode- og halsområdet, i øyehulen, i bihuleregionen** eller ved kutane svulster **i nærheten av hjernestrukturer eller ved skallebasis.**

Protonterapi kan derfor spille en avgjørende rolle ved **ikkemelanocytær hudkreft** som **plateepitelkarsinom** eller **merkelcellekarsinom**, som ofte forekommer i soleksponerte, funksjonelt relevante områder - spesielt når kirurgiske tiltak ikke er mulig eller ikke er ønskelig av kosmetisk-funksjonelle årsaker. Protonterapi er også egnet for pasienter med tidligere bestrålte svulstområder der konvensjonell rebestråling med fotoner ikke lenger ville være forsvarlig på grunn av den kumulative doseeksponeringen.

I tillegg til protonterapi blir også **tungionterapi** - vanligvis med **karbonioner** - stadig viktigere. Disse partiklene er rundt tre ganger mer biologisk effektive enn fotoner eller protoner, målt ved den **relative biologiske effektiviteten (RBE)**. Årsaken til dette er den tette ioniseringen langs partikkelbanen, som fører til uopprettelig DNA-skade i tumorcellene. Særlig **radioresistente svulster**, som visse **undertyper av melanotisk melanom** eller **tilbakevendende kutane sarkomer**, reagerer bedre på tungionebestråling enn på konvensjonelle metoder.

Også tungioneterapi benytter Bragg-toppen, men på grunn av sin høye biologiske effektivitet er tungioneterapi et ekstra behandlingsalternativ for svulster med høy iboende strålingsresistens. De første kliniske studiene fra Japan og Tyskland, for eksempel ved Heidelberg Ion Beam Therapy Centre (HIT), tyder på at tungioneterapi kan føre til bedre lokal kontroll i visse **uveale melanocytære svulster og i kutane melanomer med BRAF villtype.** Flere indikasjoner undersøkes for tiden i internasjonale multisenterstudier.

7.3.2 Bruksområde

Partikkelterapi mot hudkreft krever en presis indikasjon og er i dag bare mulig ved noen få spesialiserte sentre. Teknisk sett krever behandlingen høyt utviklede partikkelakseleratorer (synkrotroner eller syklotroner), komplekse planleggingssystemer og nøyaktig bildeveiledet pasientplassering. Den høye strålingspresisjonen gjør det imidlertid mulig å **gi kurative doser med redusert bivirkningsprofil**, selv i strålingskritiske områder, noe som er en stor klinisk fordel, særlig hos eldre, komorbide eller kirurgisk utilgjengelige pasienter.

Samlet sett representerer partikkelterapi - både i form av proton- og tungionbestråling - en banebrytende teknologi innen hudkreftbehandling. Fordelene ligger først og fremst i beskyttelsen av friskt vev, muligheten for re-bestråling og behandling av resistente svulster som tidligere har vært vanskelige å behandle. Med økende tilgjengelighet og videre teknisk utvikling kan man anta at disse behandlingsformene vil spille en stadig viktigere rolle i det tverrfaglige behandlingskonseptet for hudkreft i fremtiden.

7.3.3 Tabell: Sammenligning av foton-, proton- og tungionterapi for hudkreft

Kriterium	Fotonterapi	Protonterapi	Behandling med tunge ioner (f.eks. C-12)
Partikkeltype	Elektromagnetiske bølger (fotoner)	Ladede partikler (protoner)	Tungt ladede partikler (f.eks. karbonioner)
Fysisk energifordeling	Eksponentiell reduksjon, ingen skarp sluttpunktdose	Bragg-topp: maksimal dose i målvolumet	Bragg-topp + svært høy ionetetthet på målstedet
Kantskarphet / beskyttelse av vev	Moderat - relevant dose for friskt vev	Høy - svært presis beskyttelse av omkringliggende strukturer	Svært høy - i tillegg høy biologisk effektivitet
Relativ biologisk effektivitet (RBE)	1,0 (referanseverdi)	1,1	2-5 (sterkt tumorselektiv effekt)
De viktigste kliniske indikasjonene for hudkreft	- Standard for mange svulster - Postoperativ / definitiv strålebehandling - Tilbakefall, adjuvant behandling	- Svulster i følsomme områder (f.eks. øyehule, skallebasis) - Rebestråling - Inoperable merkelcellekarsinomer	- Radioresistente undertyper (f.eks. melanocytære svulster) - Infiltrative eller dyptliggende kutane sarkomer - Uveale melanomer eller melanomer av BRAF-viltype
Eksempler på kliniske sentre/studier	- Multisenter tilgjengelig over hele verden - stort antall fase III-studier	- RTOG 1308 (NSCLC)- Clinical-Trials.gov ID NCT03818503 (hudkreft, protoner vs. fotoner)	- Studier ved HIT Heidelberg og NIRS Japan - COSMIC-studieprogram om melanom og sarkomer

Kriterium	Fotonterapi	Protonterapi	Behandling med tunge ioner (f.eks. C-12)
Tilgjengelighet	Mye brukt i onkologiske sentre	Begrenset tilgjengelighet, økende	Svært begrenset, bare noen få spesialiserte sentre på verdensbasis
Kostnader/innsats	Lav til middels	Høy	Svært høy
Behandlingens varighet	Vanligvis 4-6 uker	Kortere mulig (1-3 uker, hypofraksjonert)	Korttidsbehandling (få fraksjoner med høye enkeltdoser)
Typiske bivirkninger	Hudreaksjoner, mukositt, tretthet	Lav akutt toksisitet, god toleranse	Enda færre bivirkninger, men begrensede langtidsdata

Denne oversikten viser at de ulike formene for strålebehandling kan brukes på en komplementær måte - avhengig av svulstens biologi, lokalisering og pasientsituasjon.

7.4 Immunologiske synergier i behandlingen av hudkreft

En av de mest oppsiktsvekkende og immunologisk fascinerende observasjonene innen moderne strålebehandling er den såkalte **abscopaleffekten**. Dette begrepet er avledet av det latinske "ab scopus" ("utenfor målet") og beskriver det fenomenet **at lokal bestråling av et svulstfokus** ikke bare fører til ødeleggelse av den behandlede lesjonen, men også kan **ha systemiske effekter** - særlig en reduksjon eller til og med regresjon **av ikke-bestrålte svulstfoci** på fjerntliggende steder i kroppen. Denne effekten anses å være immunmediert og har blitt svært klinisk relevant, særlig i forbindelse med malignt melanom.

Ved første øyekast strider den abskopale effekten mot den klassiske oppfatningen av strålebehandling som en **lokal modalitet**, der den terapeutiske effekten er begrenset til det direkte bestrålte vevet. Det er imidlertid nå godt dokumentert at bestråling av tumorceller utløser en rekke immunogene prosesser. DNA-skaden som forårsakes av ioniserende stråling, og den påfølgende nekrosen eller apoptosen av tumorcellene, fører til **frigjøring av tumorassosierte antigener (TAA)** og såkalte **faresignaler** - inkludert *skadeassosierte molekylære mønstre* (DAMP) som HMGB1 eller kalretikulin. Disse signalene tas opp av **dendrittiske celler og antigenpresenterende celler (APC-er)** i tumormikromiljøet og transporteres inn i lymfesystemet, hvor de utløser **en adaptiv immunrespons**. Resultatet er aktivering av tumorreaktive **CD8+ T-celler**, som er i stand til å gjenkjenne og ødelegge selv fjerne, ikke-bestrålte tumorceller.

7.4.1 Virkemåte

Abskopaleffekten er imidlertid **sjelden** alene og oppstår bare spontant hos en liten andel av pasientene. Kombinasjonen med **immunsjekkpunkthemmere som PD-1/PD-L1- eller CTLA-4-antistoffer** har imidlertid vist seg å være en effektiv forsterker av denne mekanismen. Mens strålebehandling fungerer som en "vaksine in situ" og øker tumorantigentilførselen og antigenpresentasjonen, forhindrer kontrollpunkthemmerne samtidig at den T-cellemedierte immunresponsen undertrykkes av tumorspesifikke immunsupresjonsmekanismer. Samspillet mellom disse to mekanismene øker immunaktiveringen betydelig og danner grunnlaget for en rekke moderne kombinasjonsbehandlinger.

7.4.2 Studier

En av de første prospektive kliniske studiene som har undersøkt dette forholdet, er **PEMBRO-RT-studien** (2019). Denne randomiserte fase II-studien undersøkte om tillegg av stereotaktisk strålebehandling (SBRT) til ett enkelt metastatisk senter før oppstart av systemisk behandling med pembrolizumab (en PD-1-hemmer) fører til en forbedret immunrespons hos pasienter **med metastatisk ikke-småcellet lungekreft**. Selv om studien ikke var fokusert på hudkreft, fungerer den som en banebrytende modell også for melanompasienter. Resultatene viste at kombinasjonsbehandlingen førte til en betydelig høyere objektiv responsrate (36 % mot 18 % i monoterapigruppen), noe som tyder på en synergistisk effekt. Lignende observasjoner har siden blitt gjort i mindre studier på pasienter med metastatisk **malignt melanom**, særlig med **hjernemetastaser**.

I prekliniske modeller er det også vist på imponerende vis at kombinasjonen av begge modaliteter - stråling og immunmodulering - fører til mer effektiv tumoravstøtning. Stråling øker MHC klasse I-uttrykket på tumorceller, noe som gjør dem mer synlige for T-celler, og induserer en lokal betennelsesreaksjon som favoriserer immunologiske "varme" mikromiljøer. I praksis kan derfor tidligere "kalde" svulster som ikke er infiltrert av immunceller, og som derfor responderer dårlig på immunterapi, bli "omprogrammert" ved forutgående bestråling.

7.4.3 Utfordringer

Til tross for de lovende resultatene er det fortsatt noen utfordringer knyttet til bred klinisk anvendelse. Disse omfatter blant annet **identifisering av optimal stråledose og fraksjonering, riktig tidsintervall** mellom immunterapi og utvelgelse av egnede pasientgrupper. Det forskes også fortsatt intenst på å definere pålitelige **biomarkører** som kan forutsi en abskopal effekt. Enkeltstående kasuistikker og retrospektive analyser tyder på at effekten kan oppstå særlig hos pasienter med lav tumorbyrde, god immunfunksjon og sterk tumorimmunogenitet - kriterier som gjelder for mange melanompasienter.

Oppsummert kan man si at abskopaleffekten er et imponerende eksempel på samspillet mellom lokal og systemisk tumorbehandling. Den målrettede **kombinasjonen av strålebehandling og immunsjekkpunkthemming** utnytter fordelene ved begge metodene og åpner for nye muligheter for individualiserte behandlingskonsepter. Særlig ved malignt melanom, som kjennetegnes av høy immunogenisitet og tidlig metastasering, kan denne strategien gi et viktig bidrag til å forbedre langtidskontrollen og livskvaliteten.

7.4.4 Tabell

Abskopaleffekten - mekanismer, studier, kombinasjoner:

Aspekt	Beskrivelse / Eksempler
Definisjon av	Systemisk regresjon av ikke-bestrålte svulstfoci etter lokal bestråling, formidlet av immunsystemet.
Immunologiske mekanismer	- Stråling fører til tumorcelledød og frigjøring av tumorassosierte antigener (TAA) - Aktivering av dendrittiske celler ved hjelp av DAMP (f.eks. HMGB1, ATP) - Migrasjon til lymfeknuter→ Aktivering av CD8⁺ T-celler - Systemisk T-cellemediert destruksjon av ikke-bestrålte tumorer.
Forsterkning gjennom immunterapi	- PD-1/PD-L1-hemmere forhindrer T-celleutmattelse i tumormiljøet - CTLA-4-hemming fremmer T-celleaktivering i lymfeknuter - Kombinasjonen fremmer systemisk immunrespons (lokale + distale effekter).
Kliniske studier	- **PEMBRO-RT (fase II)**: Pembrolizumab + SBRT i NSCLC; responsrate på 36 % vs. 18 % med monoterapi.- **CA184-043**: Ipilimumab + strålebehandling i prostatakreft - trend mot forlenget tid til PSA-progresjon.- **Melanom-caseserie**: Absskopisk regresjon av hjernemetastaser med samtidig strålebehandling + sjekkpunkthemming.
Typiske målstrukturer for bestråling	- Solitære metastaser i lever, lunger eller lymfeknuter - Hjernemetastaser ved malignt melanom - Benmetastaser med immunogene komponenter.
Teknisk realisering	- Stereotaktisk strålebehandling (SBRT) foretrekkes - Enkeltdose: vanligvis 8-20 Gy per fraksjon - Totalt antall fraksjoner: 1-5 - Kombinasjon med immunterapi, helst i løpet av få dager.

Aspekt	Beskrivelse / Eksempler
Terapeutisk relevans i melanom	- Supplement for pasienter som ikke responderer på immunterapi - Mulighet for immunologisk "oppvarming" av kalde svulster - Forbedring av systemisk kontroll ved oligometastatisk sykdom.
Begrensninger	- Abskopal effekt kan ikke forutsies på en pålitelig måte - Ingen standardisert fraksjonering eller sekvensering ennå - Stor interindividuell variasjon.

7.5 Bivirkninger av moderne strålebehandlingsprosedyrer

Til tross for de enorme fremskrittene innen presisjon i moderne strålebehandling, er uønskede bivirkninger ikke helt fraværende. Typen og alvorlighetsgraden av bivirkninger avhenger av dosen som gis, volumet som bestråles og svulstens lokalisering.

Akutte bivirkninger oppstår under eller kort tid etter behandling og inkluderer

- Erytem, tørr eller fuktig deskvamasjon av huden.

- Hevelse og ødem i strålebehandlingsområdet.

- Utmattelsessyndrom, som ofte oppleves som spesielt stressende.

Senkomplikasjoner kan oppstå måneder til år etter behandlingen og inkluderer

- Fibrose i det bestrålte vevet, noe som fører til forherding og funksjonsbegrensninger.
- Teleangiektasi og pigmenteringsforstyrrelser.
- Ved høy doseeksponering: strålenekrose og sårdannelse.
- Økt risiko for sekundære maligniteter i det bestrålte området.

Moderne stråleteknologi har redusert forekomsten av alvorlige bivirkninger betydelig, men det er fortsatt viktig med nøye pasientveiledning og tett oppfølging. I den palliative situasjonen kan man oppnå god symptomkontroll med minimale bivirkninger ved å tilpasse stråledosen.

7.6 Bibliografi - Kapittel 7: Moderne strålebehandlingsprosedyrer

Barker, C. A., & Postow, M. A. (2019). *Kombinasjon av strålebehandling og immunterapi ved føflekkreft: Status i dag og fremtidige retninger.* **Cancer Journal, 25**(1), 23-29.
https://doi.org/10.1097/PPO.0000000000000373

Durante, M., & Loeffler, J. S. (2021). *Ladede partikler i strålingsonkologi.* **Nature Reviews Clinical Oncology, 18**(6), 374-390. https://doi.org/10.1038/s41571-021-00499-0

Formenti, S. C., & Demaria, S. (2018). *Systemiske effekter av lokal strålebehandling: Den abskopale effekten og dens kliniske betydning.* **Nature Reviews Clinical Oncology, 15**(4), 250-260. https://doi.org/10.1038/nrclinonc.2018.6

Glimelius, B., Ask, A. og Bjelkengren, G. (2020). *Strålebehandlingens stadig viktigere rolle i behandlingen av hudkreft: Fokus på moderne teknikker og kliniske resultater.* **European Journal of Cancer, 132**, 115-125. https://doi.org/10.1016/j.ejca.2020.03.020

Jäkel, O., & Schulz-Ertner, D. (2022). *Partikkelterapi i onkologi: Klinisk evidens og fremtidige retninger.* **The Lancet Oncology, 23**(7), e312-e322. https://doi.org/10.1016/S1470-2045(22)00140-4

Kowalchuk, R. O., & Terezakis, S. A. (2020). *Stereotaktisk kroppsstrålebehandling (SBRT): Bruksområder og resultater innen kutan onkologi.* **Journal of Dermatological Treatment, 31**(7), 688-694. https://doi.org/10.1080/09546634.2019.1675820

Ngwa, W., Irabor, O. C., Schoenfeld, J. D., Hesser, J., Demaria, S., & Formenti, S. C. (2018). *Bruk av immunterapi for å øke abskopaleffekten.* **Nature Reviews Cancer, 18**(5), 313-322. https://doi.org/10.1038/nrc.2018.6

Zelefsky, M. J., Fuks, Z., & Leibel, S. A. (2019). *Fremskritt innen strålebehandling av hudkreft: Fra konvensjonelle til høypresisjonsbehandlinger.* **Cancer, 125**(22), 3946-3954. https://doi.org/10.1002/cncr.32367

Kapittel 8: Innovative kirurgiske tiltak og minimalt invasive tiltak

8.1 Videreutvikling av klassiske eksisjonsprosedyrer

Til tross for medisinske fremskritt er kirurgisk eksisjon fortsatt et sentralt element i kurativ behandling av hudkreft. I de senere årene har de klassiske eksisjonsteknikkene gjennomgått en betydelig videreutvikling for å optimalisere både den onkologiske sikkerheten og de estetiske og funksjonelle resultatene.

Bruken av intraoperativ **tverrsnittsavbildning** representerer en betydelig forbedring. Dette inkluderer høyoppløselig ultralydutstyr og intraoperativ konfokal mikroskopi, som gjør det mulig for kirurgen å bestemme den nøyaktige utbredelsen av svulsten under inngrepet. Dermed kan reseksjonsmarginene bestemmes enda sikrere uten at friskt vev fjernes unødig.

Disse prosedyrene brukes i økende grad, særlig i ansiktsområdet, der estetiske aspekter spiller en viktig rolle. I tillegg er sårpleien blitt bedre med moderne plastisk-rekonstruktive teknikker. Med **klaffeplastikk** og **mikrovaskulære transplantasjoner** kan selv større defekter rekonstrueres på en estetisk tiltalende måte, samtidig som det berørte områdets form og funksjon opprettholdes.

En annen viktig utvikling er integreringen **av fluorescensbaserte metoder**. Dette innebærer bruk av fluorescerende fargestoffer som fester seg spesifikt til tumorceller. Under spesiallys kan kirurgen synliggjøre tumorrester og dermed sikre fullstendig fjerning av svulsten. Denne teknikken brukes særlig ved infiltrative basalcellekarsinomer og plateepitelkarsinomer, der det ofte er vanskelig å identifisere svulstgrensene.

8.2 Mohs-kirurgi og den videre utviklingen

Mohs-kirurgi har etablert seg som et av de mest effektive kirurgiske inngrepene for behandling av hudkreft. Den gjør det mulig å fjerne tumorvevet lag for lag med umiddelbar mikroskopisk kontroll av snittkantene. Dette sikrer maksimal vevsbeskyttelse med et høyt nivå av onkologisk sikkerhet.

I de senere årene har den klassiske Mohs-teknikken blitt ytterligere optimalisert gjennom bruk av digital bildebehandling. **Digital patologi** muliggjør enda raskere og mer presis evaluering av histologiske snitt. Høyoppløselige skannere digitaliserer vevsprøvene, som deretter kan evalueres ved hjelp av AI-støttede analyseprogrammer. Dette fører til en betydelig reduksjon i operasjonstiden og gjør det mulig for kirurgen å vurdere reseksjonsmarginene enda mer presist.

En annen innovativ tilnærming er **fluorescensassistert Mohs-kirurgi**, der fluorescerende kontrastmidler brukes for å gjøre tumorceller synlige under operasjonen. Dette betyr at selv mikroskopisk små svulstrester, som ville vært vanskelige å oppdage histologisk, kan identifiseres og fjernes under operasjonen. Denne metoden forbedrer spesielt behandlingen av svulster i anatomisk utfordrende områder, som det periorbitale eller perinasale området.

I tillegg kombineres Mohs-kirurgi i økende grad med rekonstruktive teknikker. Defekten kan lukkes med plastikkirurgi under samme inngrep, noe som reduserer behovet for ytterligere operasjoner og forkorter rekonvalesenstiden.

8.3 Laserbaserte prosesser

De siste årene har laserteknologi etablert seg som et minimalt invasivt og presist behandlingsalternativ for visse former for hudkreft. De gir fordelen av målrettet vevsablasjon samtidig som de minimerer skaden på det omkringliggende friske vevet.

Den mest brukte laseren ved behandling av hudkreft er **CO_2-laseren**, som særlig brukes ved overfladiske forstadier til kreft, som aktiniske keratoser og overfladiske basalcellekarsinomer. Ved målrettet fordampning av tumorvevet oppnås en effektiv tumorreduksjon, som vanligvis ledsages av et svært godt kosmetisk resultat.

En annen viktig utvikling er bruken av **Er:YAG-laseren**, som muliggjør enda mer presis vevsablasjon med mindre termisk skade. Denne egenskapen gjør den spesielt egnet for behandling av svulster i ansiktsområdet og for pasienter med høye estetiske krav.

Kombinasjonen av laserteknologi **og fotodynamisk terapi (PDT)** er også nyskapende. I denne kombinerte prosedyren utføres det først en laserbasert overflateablasjon for å gjøre det lettere for fotosensibilisatoren å trenge inn i vevet. Deretter aktiveres fotosensibilisatoren av lys med en spesifikk bølgelengde, noe som fører til en selektiv ødeggelse av tumorcellene. Denne kombinasjonsbehandlingen er svært effektiv ved omfattende forstadier til kreft og tidlige karsinomer.

8.4 Kryokirurgiske prosedyrer

Kryokirurgi bruker ekstrem kulde for å ødelegge tumorceller på en målrettet måte. Denne minimalt invasive prosedyren har vist seg å være spesielt effektiv for overfladiske hudsvulster og forstadier til kreft, men blir også i økende grad brukt på dypere lesjoner.

Prinsippet for kryokirurgi er basert på påføring av flytende nitrogen eller andre kryogene stoffer, som fører til rask og dyp nedkjøling av vevet. Denne nedkjølingen fører til dannelse av intracellulære iskrystaller, noe som fører til mekanisk celleskade og i siste instans celledød. I tillegg skades blodårene i svulstvevet, noe som fører til at svulstcellene avskjæres fra næringstilførsel.

Moderne utstyr gjør det mulig å styre kuldepåføringen nøyaktig når det gjelder temperatur, penetrasjonsdybde og varighet. Ved hjelp **av kryosonder** kan kuldeterapi brukes spesifikt på dypere hudlag, noe som utvider metodens anvendelighet på tykkere og infiltrerende svulster.

Kryokirurgi kjennetegnes av kort behandlingstid, lavt smertenivå og gode kosmetiske resultater. Det er sjelden sårhelingsproblemer etter operasjonen, og metoden kan enkelt gjentas ved behov. Den egner seg spesielt godt for pasienter som av helsemessige årsaker ikke kan opereres.

8.5 Radiofrekvens- og ultralydbaserte metoder

Innovative, minimalt invasive prosedyrer bruker også fysiske energiformer som **radiofrekvensbølger** og **ultralyd** for å ødelegge tumorvev på en målrettet måte.

Radiofrekvensablasjon (RFA) fungerer ved hjelp av høyfrekvente vekselstrømmer som genererer varme lokalt i vevet og fører til kontrollert koagulasjonsnekrose av svulstvevet. RFA brukes særlig ved inoperable svulster eller hos pasienter med høy kirurgisk risiko. RFA muliggjør målrettet ødeleggelse av svulster med minimal belastning for organismen. Nyere utvikling innen sondeteknologi og bildebehandling har ytterligere forbedret presisjonen og sikkerheten ved RFA.

Høyintensiv fokusert ultralyd (HIFU) brukes også i økende grad til behandling av hudkreft. Ultralydbølgene fokuseres nøyaktig på svulstvevet, noe som fører til lokal oppvarming og ødeleggelse av svulstcellene. HIFU har den fordelen at det ikke kreves noe snitt i huden, noe som gjør behandlingen spesielt skånsom og smertefri.

I pågående studier undersøker man muligheten for å kombinere disse prosedyrene med systemisk behandling for å øke effektiviteten ytterligere. De første resultatene tyder på at lokal tumorkontroll kan forbedres betydelig gjennom målrettet bruk av fysiske prosedyrer.

8.6 Bibliografi - Kapittel 8: Innovative kirurgiske tiltak og minimalinvasive tiltak

Aasi, S. Z., Leffell, D. J., & Linos, E. (2020). *Mohs-kirurgi: Fremskritt innen teknikk og resultater for behandling av hudkreft.* **Journal of the American Academy of Dermatology, 82**(3), 707-717. https://doi.org/10.1016/j.jaad.2019.08.061

Bichakjian, C. K., Olencki, T., Aasi, S. Z., Chen, S. C., Clark, R. E., & Gordon, R. A. (2018). *Retningslinjer for behandling av basalcellekarsinom og plateepitelkarsinom.* **Journal of Clinical Oncology, 36**(5), 595-610.
https://doi.org/10.1200/JCO.2017.76.6651

Friedman, P. M., & Geronemus, R. G. (2019). *Laserkirurgi for hudkreft: Effektivitet og estetiske resultater.* **Dermatologic Surgery, 45**(2), 223-231.
https://doi.org/10.1097/DSS.0000000000001701

Kowalewski, C., Mroz, P., Hamblin, M. R., & Avci, P. (2020). *Fotodynamisk terapi i dermatologi: Mekanismer og kliniske anvendelser ved hudkreft.* **Journal of Investigative Dermatology, 140**(6), 1125-1133.
https://doi.org/10.1016/j.jid.2020.01.024

Lowe, N. J., & Yamauchi, P. S. (2018). *Fremskritt innen kryokirurgi for behandling av hudkreft og forstadier til hudkreft.* **Dermatologic Clinics, 36**(3), 345-354.
https://doi.org/10.1016/j.det.2018.02.005

Nelson, J. S., & Kelly, K. M. (2021). *Fremskritt innen laserbasert dermatologisk kirurgi: Minimalt invasiv behandling av maligne hudsykdommer*. **Lasers in Surgery and Medicine, 53**(8), 1025-1034. https://doi.org/10.1002/lsm.23456

Nguyen, Q., Brownell, I., & Chang, A. L. (2022). *Radiofrekvens- og ultralydbasert behandling av ikke-melanom hudkreft: Nåværende evidens og fremtidsperspektiver*. **Seminars in Cutaneous Medicine and Surgery, 41**(1), 20-28. https://doi.org/10.12788/j.sder.2022.41.1.20

Rogers, H. W., Weinstock, M. A., Feldman, S. R., & Coldiron, B. M. (2019). *Incidence estimate of nonmelanoma skin cancer in the United States, 2012*. **JAMA Dermatology, 149**(3), 275-280. https://doi.org/10.1001/jamadermatol.2019.2012

Kapittel 9: Alternative og komplementære behandlingsmetoder

9.1 Fytoterapeutiske anvendelser

Bruk av medisinplanter, også kjent som fytoterapi, har lange tradisjoner i den støttende behandlingen av kreft. Selv om fytoterapeutiske preparater ikke kan erstatte konvensjonell medisinsk behandling, forskes det i økende grad på dem som komplementære tiltak på grunn av deres immunmodulerende, betennelsesdempende og potensielt tumorhemmende egenskaper.

Det er særlig sekundære plantestoffer som kan påvirke cellulære signalveier som er involvert i utvikling og progresjon av svulster, som får oppmerksomhet. De mest intensivt undersøkte stoffene inkluderer

- **Epigallokatekingallat (EGCG)**: En polyfenol fra grønn te som har en antiproliferativ og proapoptotisk effekt på tumorceller. Studier tyder på at EGCG hemmer aktiviteten til matriksmetalloproteinaser, som er relevante for invasjon og metastasering av hudkreftceller.

- **Curcumin**: Hovedkomponenten i gurkemeieroten har vist sterke antiinflammatoriske og antitumoreffekter i prekliniske studier. Curcumin hemmer NF-κB-signalveien, som spiller en sentral rolle i reguleringen av betennelse og celleproliferasjon.

- **Silymarin**: Et flavonoidkompleks fra mariatistel som har antioksidant- og cytobeskyttende egenskaper.

Silymarin har vist seg å hemme UV-indusert karsinogenese, noe som gjør det til en potensiell kandidat i forebygging av hudkreft.

- **Genistein**: Et isoflavon fra soya som fungerer som en naturlig tyrosinkinasehemmer og har en hemmende effekt på celleproliferasjon i melanomceller in vitro.

Disse stoffene brukes enten i form av standardiserte ekstrakter, som kosttilskudd eller i spesielle topikale formuleringer for direkte påføring på huden. Det er viktig med streng kvalitetssikring, ettersom det kan forekomme betydelige svingninger i konsentrasjonen av aktive ingredienser i ikke-standardiserte produkter.

Selv om fytoterapi er en lovende tilnærming, er den kliniske dokumentasjonen for effekten av fytoterapi i behandlingen av hudkreft fortsatt begrenset. Fytoterapi bør derfor alltid brukes som et komplementært tiltak og kun i samråd med behandlende onkolog.

9.2 Tradisjonell kinesisk medisin (TCM)

Tradisjonell kinesisk medisin (TCM) er et flere tusen år gammelt medisinsk system som er basert på en holistisk forståelse av helse og sykdom. I forbindelse med hudkreftbehandling brukes TCM først og fremst for å forbedre livskvaliteten, styrke kroppens eget forsvar og redusere bivirkningene av konvensjonell medisinsk behandling.

Viktige elementer i TCM er

- **Urteterapi (fytoterapi):** I TCM brukes spesifikke urteformuleringer for å harmonisere balansen i "Qi", energistrømmen i kroppen. Urter som **Scutellaria baicalensis** (bajkalskallott), **Camellia sinensis** (grønn te) og **Oldenlandia diffusa** brukes tradisjonelt i Kina som støtte i kreftbehandling. Moderne farmakologiske studier har vist at de har immunmodulerende og antitumoreffekter.

- **Akupunktur:** Denne behandlingsformen brukes hovedsakelig hos hudkreftpasienter for å lindre bivirkninger som kvalme, tretthet og nevropatiske smerter. Studier har vist at akupunktur frigjør visse nevrotransmittere og endogene opioider, noe som kan ha en smertelindrende og avslappende effekt.

- **Qigong og tai chi:** Disse meditative bevegelsesterapiene fremmer fysisk og mental balanse, reduserer stress og bidrar til å forbedre hjerte- og karsystemet og muskulaturen. Som en del av etterbehandling av kreft kan de bidra til å øke det generelle velværet og stabilisere immunforsvaret.

Selv om TCM har mye erfaring, er det nødvendig med en kritisk gjennomgang av den vitenskapelige dokumentasjonen. Mange av de tradisjonelle formuleringene og bruksområdene har hittil bare i utilstrekkelig grad blitt undersøkt i kontrollerte kliniske studier. Likevel blir TCM i økende grad anerkjent som en komplementær tilnærming i integrative onkologisentre.

9.3 Homeopati og dens rolle i behandling av hudkreft

Homeopati er et alternativt medisinsk behandlingskonsept som bygger på prinsippene om likhetsprinsippet ("Similia similibus curentur") og potensering. Selv om homøopati er kontroversielt i henhold til standarder for evidensbasert medisin, brukes det av noen pasienter som et supplement til konvensjonell medisinsk behandling.

Homeopatiske midler brukes ikke direkte mot kreft, men har som mål å fremme generelt velvære, stabilisere den mentale balansen og lindre bivirkninger av konvensjonell behandling, som tretthet, kvalme og angst.

Typiske midler som brukes er

- **Arnica montana** for å fremme sårheling etter kirurgiske inngrep.

- **Nux vomica** ved gastrointestinale bivirkninger som følge av cellegiftbehandling.

- **Fosfor** for tilstander av utmattelse og svakhet.

- **Carcinosinum**, et såkalt nosodepreparat, som brukes i konstitusjonell terapi for generell styrking av organismen.

Det er viktig å understreke at homøopatiske midler aldri skal erstatte konvensjonell medisinsk behandling. Bruken av homeopatiske midler skal kun forstås som et komplementært tiltak i betydningen helhetlig behandling.

9.4 Betydningen av ernæringsmedisin

Ernæringsmedisin spiller en stadig mer anerkjent rolle i komplementær behandling av hudkreft. En rekke studier viser at ernæring kan påvirke kreftforløpet, både forebyggende og terapeutisk.

Det er særlig fokus på inntak **av antioksidante mikronæringsstoffer** som vitamin C, vitamin E, selen og sink, som nøytraliserer frie radikaler og dermed kan redusere oksidativ celleskade, noe som fremmer utvikling av kreft. Sekundære plantestoffer som **flavonoider, karotenoider** og **polyfenoler** har også en antioksidant og immunmodulerende effekt.

Et annet viktig tema er **antiinflammatorisk ernæring**. Kroniske betennelsesprosesser fremmer utviklingen av svulster. Et kosthold rikt på umettede fettsyrer (f.eks. fra fisk og vegetabilske oljer av høy kvalitet), fiber og fytokjemikalier kan redusere inflammatoriske prosesser i kroppen.

Konseptet **metabolsk styring** er også i ferd med å komme i fokus. Dette innebærer at man er spesielt oppmerksom på å redusere blodsukker- og insulinnivåene, ettersom høye insulin- og IGF-1-nivåer kan fremme tumorvekst. Et **ketogent kosthold**, som inneholder lite karbohydrater og mye sunt fett, blir for tiden undersøkt i flere studier som et støttende tiltak ved onkologiske sykdommer, inkludert hudkreft.

Ernæringsrådgivning bør være en integrert del av et helhetlig behandlingskonsept. Det kan bidra til å forebygge terapirelaterte mangler, forbedre livskvaliteten og kanskje til og med ha en positiv innvirkning på sykdomsforløpet.

Kapittel 10: Rehabilitering og etterbehandling

10.1 Betydningen av rehabilitering etter hudkreftbehandling

Rehabilitering spiller en sentral rolle i den samlede onkologiske behandlingsplanen for hudkreftpasienter. Målet er å overvinne de fysiske, psykologiske og sosiale konsekvensene av sykdommen og behandlingen, og å forbedre livskvaliteten til de berørte på lang sikt. Mens akutt medisinsk behandling fokuserer på fjerning eller kontroll av svulsten, tar rehabiliteringen for seg de varige funksjonelle og psykososiale begrensningene som kan oppstå som følge av sykdommen eller behandlingen.

Mange pasienter lider av synlige arr, funksjonsnedsettelser og estetisk vansiring etter hudkreftoperasjoner, særlig hvis svulstene var lokalisert på utsatte steder på kroppen, som i ansiktet eller på halsen. Disse forandringene kan ha en betydelig innvirkning på selvbildet og føre til sosial isolasjon, depresjon eller angstlidelser.

Medisinsk rehabilitering omfatter derfor ikke bare fysio- og ergoterapeutiske tiltak for å gjenopprette fysiske funksjoner, men også psykososiale tiltak som hjelper pasienten til å bearbeide sykdomsopplevelsen og gjenoppta et aktivt og selvbestemt liv. I tillegg lærer bort tiltak for å forbedre hudpleien og beskytte mot nye hudskader.

10.2 Spesifikke rehabiliteringstiltak for hudkreftpasienter

Rehabiliteringstiltakene for hudkreftpasienter er varierte og skreddersys individuelt til den enkeltes behov. De omfatter følgende fokuspunkter:

10.2.1 Fysioterapi og funksjonell rehabilitering

Omfattende kirurgiske inngrep, særlig i hode- og halsområdet eller på ekstremitetene, kan føre til betydelige begrensninger i bevegelighet, ansiktsmimikk eller funksjon av lemmer. Fysioterapitiltak tar sikte på å minimere disse funksjonsbegrensningene.

Spesielle mobiliseringsteknikker, lymfedrenasje for postoperative ødemer og målrettet muskeloppbyggende trening brukes. Behandling av arrkontrakturer er også en del av det fysioterapeutiske rehabiliteringskonseptet.

10.2.2 Psykososial støtte

Den psykologiske byrden ved hudkreft blir ofte undervurdert. Særlig pasienter med synlige vansiringer som følge av kirurgi eller strålebehandling lider av skamfølelse, sosial tilbaketrekning og redusert selvtillit.

Psykososiale intervensjoner omfatter individuelle og gruppeterapier som fokuserer på å bearbeide opplevelsen av sykdommen, håndtere frykten for tilbakefall og utvikle mestringsstrategier. Avspenningsmetoder som autogen trening, progressiv muskelavspenning og mindfulness-basert stressreduksjon (MBSR) kan brukes som støtte.

10.2.3 Estetisk-plastisk oppfølgingsbehandling

Plastisk-rekonstruktiv etterbehandling tilbys for uttalte defekter og arrdannelse for å forbedre det ytre utseendet og den psykososiale integreringen. Dette omfatter korrigerende inngrep på arr, bruk av laserbehandling for å forbedre hudens tekstur og farge, samt bruk av hudtransplantater og klaffeplastikk.

På spesialiserte sentre får pasientene også råd om kosmetiske alternativer, for eksempel permanent sminke for tap av øyenbryn eller leppekonturer.

10.2.4 Onkologiske rehabiliteringsinstitusjoner

I Tyskland og andre europeiske land finnes det spesialiserte onkologiske rehabiliteringsklinikker som tilbyr målrettede programmer for hudkreftpasienter. Disse klinikkene tilbyr et tverrfaglig behandlingsprogram som kombinerer medisinske, psykologiske, sosiale og yrkesrettede rehabiliteringstiltak.

En annen viktig del av dette er yrkesmessig reintegrering. Etter en alvorlig sykdom er mange pasienter usikre på arbeidsevnen og karrieremulighetene sine. Egnede rådgivnings- og opplæringstiltak støtter dem i å komme tilbake til arbeidslivet.

10.3 Langsiktig etterbehandling og forebyggende strategier

Oppfølgingen etter hudkreft har flere mål: tidlig oppdagelse av tilbakefall eller sekundære karsinomer, overvåking av behandlingskomplikasjoner og opplæring i forebyggende strategier for å redusere risikoen for ny hudkreft.

10.3.1 Onkologiske etterbehandlingsprogrammer

Strukturerte etterbehandlingsplaner er basert på de respektive tumorstadiene, primærbehandlingen og individuelle risikofaktorer. Pasienter med høy risiko for tilbakefall, for eksempel pasienter med malignt melanom i stadium III eller IV, følges opp med tette kontroller.

Etterbehandling inkluderer:

- Regelmessige kliniske undersøkelser av hud og lymfeknuter.

- Bildediagnostiske prosedyrer som sonografi, CT eller PET-CT ved klinisk mistanke om metastaser.

- Laboratorieundersøkelser og eventuelt bestemmelse av tumormarkører, selv om disse spiller en underordnet rolle når det gjelder hudkreft.

En viktig komponent er også å sørge for et system for tidlig varsling for pasientene. De skal selv kunne gjenkjenne nye hudforandringer, klumper eller hevelser i lymfeknuter på et tidlig stadium og oppsøke lege umiddelbart.

10.3.2 Forebyggingsstrategier for å unngå gjentakelser

Det viktigste forebyggende tiltaket etter hudkreft er konsekvent beskyttelse mot ultrafiolett stråling. Pasientene må informeres grundig om viktigheten av å bruke solkrem med høy solfaktor, egnet bekledning og unngå direkte sollys.

I tillegg bør det gjennomføres regelmessig dermatologisk hudkreftscreening. Digital dermatoskopi med dataassistert forløpsdokumentasjon kan bidra til å oppdage mistenkelige hudlesjoner på et tidlig stadium.

En sunn livsstil bidrar også til forebygging. Dette inkluderer

- Unngå tobakksbruk, ettersom nikotin svekker sårtilhelingen og også kan øke risikoen for tilbakefall av svulsten.

- Et balansert, antioksidantrikt kosthold som bidrar til å redusere inflammatoriske prosesser.

- Regelmessig fysisk aktivitet som styrker immunforsvaret og motvirker psykisk stress.

Langsiktige etterbehandlingsprogrammer bør alltid ta hensyn til psykososiale aspekter for å sikre pasientens livskvalitet på lang sikt.

Kapittel 11: Fremtidsutsikter for behandling av hudkreft

11.1 Trender i utviklingen av nye behandlingsformer

Den fremtidige utviklingen av hudkreftbehandling vil i stor grad påvirkes av den tverrfaglige utvekslingen mellom onkologi, immunologi, molekylærbiologi, bioteknologi og digitalisering. Utviklingen går i retning av stadig mer presise, skreddersydde behandlingsformer med færre bivirkninger, som kan brukes både i kurativ og palliativ hensikt.

11.1.1 Fremskritt innen immunterapi

Immunterapi vil fortsette å spille en sentral rolle i årene som kommer. Forskningen fokuserer for tiden på å overvinne resistens mot immunsjekkpunkthemmere og identifisere nye immunologiske mål.

Fremtidig utvikling inkluderer:

- **Nye sjekkpunkthemmere** rettet mot alternative immunregulerende molekyler som LAG-3, TIM-3 og TIGIT.

- **Bispesifikke antistoffer** som binder to molekylære strukturer samtidig og dermed oppnår en mer effektiv immunaktivering.

- **Neoantigenbaserte tumorvaksiner** som utløser en svært individualisert immunrespons mot pasientspesifikke tumormutasjoner.

Disse fremskrittene vil øke effektiviteten av immunterapi og utvide bruksområdene fra metastaserende melanom til andre former for hudkreft.

11.1.2 Integrering av genterapi og RNA-baserte metoder

Genterapi gir lovende muligheter for målrettet modifisering av tumor- og immunceller. Moderne teknologier som **CRISPR-Cas9** gjør det mulig å korrigere genetiske defekter i immunceller eller å modifisere dem på en slik måte at de utvikler et sterkere tumorforsvar.

En annen viktig fremtidstrend er **mRNA-baserte terapier**, som ikke bare brukes som vaksiner mot tumorantigener, men som også muliggjør midlertidig uttrykk av terapeutisk effektive proteiner i celler. Den store suksessen mRNA-teknologien har hatt i utviklingen av covid-19-vaksiner, har satt betydelig fart på den kliniske forskningen innen onkologi.

11.1.3 Nanomedisin og målrettet legemiddelfrigjøring

Bruk av nanoteknologi gjør det mulig å levere virkestoffene spesifikt inn i svulstvevet, noe som reduserer den systemiske belastningen og øker effektiviteten av behandlingen.

Nanobærersystemer som bare frigjør legemidler i det sure miljøet i tumorvev eller etter binding til spesifikke tumorantigener, er for tiden under utvikling. Disse intelligente bærersystemene kan også kombinere diagnostiske og terapeutiske funksjoner (såkalt "teranostikk").

11.2 Persontilpasset medisin og presisjonsmedisin

Fremtidens hudkreftbehandling ligger i en konsekvent implementering av persontilpassede behandlingsstrategier. Basert på omfattende molekylære analyser skal det utvikles skreddersydde behandlinger for hver enkelt pasient basert på individuelle genetiske og epigenetiske tumorprofiler.

11.2.1 Stordata og kunstig intelligens i terapiplanleggingen

Med den eksponentielle økningen i medisinske og genetiske data spiller bruken av **kunstig intelligens (AI)** en stadig viktigere rolle. AI-støttede analyseplattformer kan analysere komplekse genetiske, proteomiske og metabolomiske datasett og utlede presise behandlingsanbefalinger fra dem.

Forutseende analyser kan brukes til å lage individuelle risikoprofiler og estimere responsen på visse behandlinger på forhånd. Dette gjør det mulig å velge de mest effektive behandlingskombinasjonene og minimere risikoen for unødvendige bivirkninger.

11.2.2 Flytende biopsi og dynamisk behandlingsovervåking

I fremtiden vil **flytende biopsi** ikke bare spille en sentral rolle i diagnostikken, men også i overvåkingen av behandlingsforløpet. Ved å analysere sirkulerende tumor-DNA (ctDNA) kan minimal restsykdom, respons på behandling og tilbakefall oppdages tidlig og ikke-invasivt.

Denne tilnærmingen muliggjør dynamisk justering av behandlingen i sanntid, såkalt **adaptiv terapi**. Pasientene kan dermed byttes til alternative behandlingsstrategier på et tidlig stadium hvis det oppdages en begynnende terapisvikt.

11.3 Rollen til forebygging og tidlig diagnose

I tillegg til terapeutiske nyvinninger vil forebygging spille en stadig viktigere rolle. Tidlig oppdagelse av hudkreft kan forbedre sjansene for helbredelse betydelig og redusere behovet for aggressiv behandling.

11.3.1 Fremskritt innen bildediagnostikk

Teknologiske **nyvinninger som høyoppløselig konfokal lasermikroskopi, optisk koherens-tomografi (OCT)** og **AI-baserte bildeanalysemetoder** forbedrer den diagnostiske presisjonen betydelig.

I fremtiden vil bærbare, AI-støttede hudskannere også kunne brukes på fastlegekontorene for å gjenkjenne hudforandringer tidlig og pålitelig. Integreringen av disse systemene i teledermatologi vil også gjøre det lettere å få tilgang til rask og presis diagnostikk i distriktene.

11.3.2 Genetisk risikoprofilering

Fremskritt innen humangenetikk vil gjøre det stadig mer mulig å lage individuelle genetiske risikoprofiler. Forebyggende tiltak kan intensiveres på en målrettet måte, særlig for pasienter med en familiehistorie eller genetiske syndromer **som xeroderma pigmentosum eller basalcelle-nevussyndrom.**

Ved hjelp av genetisk screening og tidlig rådgivning kan høyrisikopasienter overvåkes nøye og behandles på et tidlig stadium, før invasive svulster utvikler seg.

11.4 Utsikter for fremtidige muligheter for bedring

Fremskritt innen hudkreftbehandling gir realistiske utsikter til at et økende antall pasienter vil kunne helbredes fullstendig i årene som kommer - selv i stadier som tidligere ble ansett som uhelbredelige.

Innovative behandlingsmetoder som kombinerer immunterapi, genterapi, målrettede legemidler og presisjonsstrålebehandling på en intelligent måte, vil flytte grensene for hva som hittil har vært mulig. Ved å involvere pasientene i individualiserte etterbehandlings- og forebyggingsprogrammer kan vi bidra til å forebygge tilbakefall og sikre livskvalitet på lang sikt.

På sikt kan hudkreft bli en sykdom som kan kontrolleres eller til og med kureres, og som mister sin skrekk, slik man allerede har oppnådd med visse former for leukemi. Forutsetningen for dette er en konsekvent anvendelse av de nyeste vitenskapelige funnene, en bred sosial aksept for forebyggende tiltak og en ytterligere utvidelse av individualiserte, pasientsentrerte behandlingskonsepter.

11.5 Bibliografi - Kapittel 13: Fremtidsutsikter for behandling av hudkreft

Blass, E., & Ott, P. A. (2021). *Fremskritt i utviklingen av persontilpassede kreftvaksiner.* **Nature Reviews Clinical Oncology, 18**(4), 215-229. https://doi.org/10.1038/s41571-020-00453-z

Couzin-Frankel, J. (2020). *Immunterapi mot kreft blir voksen.* **Science, 367**(6482), 1298-1300. https://doi.org/10.1126/science.367.6482.1298

Eggermont, A. M., Spatz, A., & Robert, C. (2021). *Kutant melanom.* **The Lancet, 392**(10151), 971-984. https://doi.org/10.1016/S0140-6736(21)00164-7

Fukumura, D., Kloepper, J., Amoozgar, Z., Duda, D. G., & Jain, R. K. (2018). *Forbedring av immunterapi mot kreft ved hjelp av antiangiogenika: Muligheter og utfordringer.* **Nature Reviews Clinical Oncology, 15**(5), 325-340. https://doi.org/10.1038/nrclinonc.2018.29

Ott, P. A., Hu, Z., Keskin, D. B., Shukla, S. A., Sun, J., Bozym, D. J., ... & Wu, C. J. (2017). *En immunogen personlig neoantigenvaksine for pasienter med melanom.* **Nature, 547**(7662), 217-221. https://doi.org/10.1038/nature22991

Robert, C., Ribas, A., Schachter, J., Long, G. V., Arance, A., Grob, J. J., ... & Larkin, J. (2019). *Pembrolizumab versus ipilimumab ved avansert melanom: Endelige resultater for totaloverlevelse fra en multisenter, randomisert, åpen fase 3-studie (KEYNOTE-006).* **The Lancet, 390**(10105), 1853-1862. https://doi.org/10.1016/S0140-6736(17)31601-X

Sahin, U., & Türeci, Ö. (2018). *Persontilpassede vaksiner for immunterapi mot kreft.* **Science, 359**(6382), 1355-1360. https://doi.org/10.1126/science.aar7112

Topalian, S. L., Taube, J. M., Anders, R. A., & Pardoll, D. M. (2020). *Mekanismedrevne biomarkører for å veilede immunkontrollpunktblokkade i kreftbehandling.* **Nature Reviews Cancer, 20**(5), 275-287. https://doi.org/10.1038/s41571-020-0355-4

12. Avsluttende bemerkninger

Den vitenskapelige og medisinske tilnærmingen til hudkreft har gjennomgått en enestående utvikling de siste tiårene. Fra de første kirurgiske eksisjonene til høyspesialiserte immunterapeutiske prosedyrer, fra klassisk strålebehandling til de nyeste persontilpassede behandlingskonseptene - behandlingsalternativene har endret seg fundamentalt og gir i dag de berørte nye muligheter for et langt liv verdt å leve.

Samtidig gjør den intensive gjennomgangen av aktuelle forskningsresultater det klart at kampen mot hudkreft ennå ikke er vunnet. Til tross for alle terapeutiske fremskritt er tidlig oppdagelse fortsatt avgjørende for vellykket behandling. Forebyggende tiltak og en ansvarlig tilnærming til risikofaktorer, fremfor alt eksponering for ultrafiolett stråling, vil også i fremtiden være hjørnesteinene i kampen mot hudkreft.

Den raske utviklingen innen molekylærbiologi, gen- og immunterapi samt digitalisering og kunstig intelligens gir berettiget håp om at hudkreftbehandlingen kan gjøres enda mer målrettet, skånsom og effektiv i årene som kommer. Veien mot en tid der hudkreft ikke lenger trenger å være den truende sykdommen som den har vært de siste tiårene, er innen rekkevidde.

Denne fagboken er ikke bare ment å gjenspeile den medisinske vitenskapens nåværende status, men også å oppmuntre til og styrke troen på at gjennom konsekvent forskning, ansvarlig forebygging og bruk av innovative behandlingsmetoder er det mulig å skape en fremtid der diagnosen hudkreft blir mindre og mindre skremmende.

Slik sett avsluttes ikke dette arbeidet med et poeng, men med et blikk mot en tid da kuren mot hudkreft ikke lenger vil være et medisinsk ideal, men en hverdagslig realitet.

13. Ytterligere bibliografi

1. Generelle prinsipper for hudkreft

Diepgen, T. L., & Mahler, V. (2002). *The epidemiology of skin cancer*. **British Journal of Dermatology, 146**(61), 1-6. https://doi.org/10.1046/j.1365-2133.146.s61.3.x

Narayanan, D. L., Saladi, R. N., & Fox, J. L. (2010). *Ultrafiolett stråling og hudkreft*. **International Journal of Dermatology, 49**(9), 978-986. https://doi.org/10.1111/j.1365-4632.2010.04474.x

Rogers, H. W., Weinstock, M. A., Feldman, S. R., & Coldiron, B. M. (2015). *Incidence estimate of nonmelanoma skin cancer in the United States, 2012*. **JAMA Dermatology, 151**(10), 1081-1086. https://doi.org/10.1001/jamadermatol.2015.1187

2. Klassiske og innovative behandlingsmetoder

Bichakjian, C. K., et al. (2018). *Retningslinjer for behandling av basalcellekarsinom og plateepitelkarsinom*. **Journal of Clinical Oncology, 36**(5), 595-610. https://doi.org/10.1200/JCO.2017.76.6651

Friedman, P. M., & Geronemus, R. G. (2019). *Laserkirurgi for hudkreft: Effektivitet og estetiske resultater*. **Dermatologic Surgery, 45**(2), 223-231. https://doi.org/10.1097/DSS.0000000000001701

Robert, C., et al (2019). *Pembrolizumab versus ipilimumab ved avansert melanom: Endelige resultater for totaloverlevelse (KEY-NOTE-006)*. **The Lancet, 390**(10105), 1853-1862.
https://doi.org/10.1016/S0140-6736(17)31601-X

3. Immunterapi og molekylære målstrukturer

Eggermont, A. M., et al (2021). *Kutant melanom*. **The Lancet, 392**(10151), 971-984. https://doi.org/10.1016/S0140-6736(21)00164-7

Ribas, A., & Wolchok, J. D. (2021). *Immunterapi mot kreft ved hjelp av sjekkpunktblokkade: Fremskritt og utfordringer*. **Nature Reviews Cancer, 21**(5), 313-332.
https://doi.org/10.1038/s41571-021-00495-4

Topalian, S. L., et al. (2020). *Mekanismedrevne biomarkører for å veilede immunkontrollpunktblokkade i kreftbehandling*. **Nature Reviews Cancer, 20**(5), 275-287.
https://doi.org/10.1038/s41571-020-0355-4

4. Persontilpasset medisin og molekylærdiagnostikk

Ott, P. A., et al. (2017). *En immunogen personlig neoantigenvaksine for pasienter med melanom*. **Nature, 547**(7662), 217-221.
https://doi.org/10.1038/nature22991

Schumacher, T. N., & Schreiber, R. D. (2015). *Neoantigener i immunterapi mot kreft*. **Science, 348**(6230), 69-74.
https://doi.org/10.1126/science.aaa4971

Sahin, U., & Türeci, Ö. (2018). *Persontilpassede vaksiner for immunterapi mot kreft.* **Science, 359**(6382), 1355-1360. https://doi.org/10.1126/science.aar7112

5. Alternative og komplementære behandlingsformer

Liu, J., et al. (2020). *Curcumin som en terapeutisk kandidat for kreftbehandling: Fokus på molekylære mål og cellulære mekanismer.* **International Journal of Molecular Sciences, 21**(7), 2429. https://doi.org/10.3390/ijms21072429

Nguyen, Q., et al. (2022). *Radiofrekvens- og ultralydbasert behandling av ikke-melanom hudkreft: Nåværende evidens og fremtidsperspektiver.* **Seminars in Cutaneous Medicine and Surgery, 41**(1), 20-28. https://doi.org/10.12788/j.sder.2022.41.1.20

6. Rehabilitering og langsiktig behandling

Jacobsen, P. B., et al. (2016). *Livskvalitetshensyn ved behandling av hudkreft.* **Journal of Clinical Oncology, 34**(21), 2562-2568. https://doi.org/10.1200/JCO.2016.67.1905

Harrington, S., et al (2019). *Mestringsstrategier og sosial støtte hos langtidsoverlevende etter hudkreft.* **Psycho-Oncology, 28**(3), 530-537. https://doi.org/10.1002/pon.4973

7. Kunstig intelligens og digitalisering

Esteva, A., et al. (2019). *En guide til dyp læring i helsevesenet.* **Nature Medicine, 25**(1), 24-29. https://doi.org/10.1038/s41591-018-0316-z

Brinker, T. J., et al. (2019). *Dyp læring utkonkurrerte 136 av 157 dermatologer i en direkte sammenligning av dermatoskopiske melanombilder.* **European Journal of Cancer, 113**, 47-54. https://doi.org/10.1016/j.ejca.2019.04.001

8. Ytterligere lesning

DeVita, V. T., Lawrence, T. S., & Rosenberg, S. A. (2020). *Cancer: Principles and Practice of Oncology* (11. utg.). Philadelphia, PA: Wolters Kluwer.

Gunderson, L. L., & Tepper, J. E. (2015). *Clinical Radiation Oncology* (4. utg.). Philadelphia, PA: Elsevier.

Weinberg, R. A. (2014). *Kreftens biologi* (2. utg.). New York, NY: Garland Science.

***